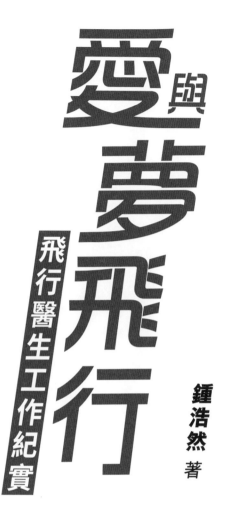

愛與夢飛行

飛行醫生工作紀實

鍾浩然 著

商務印書館

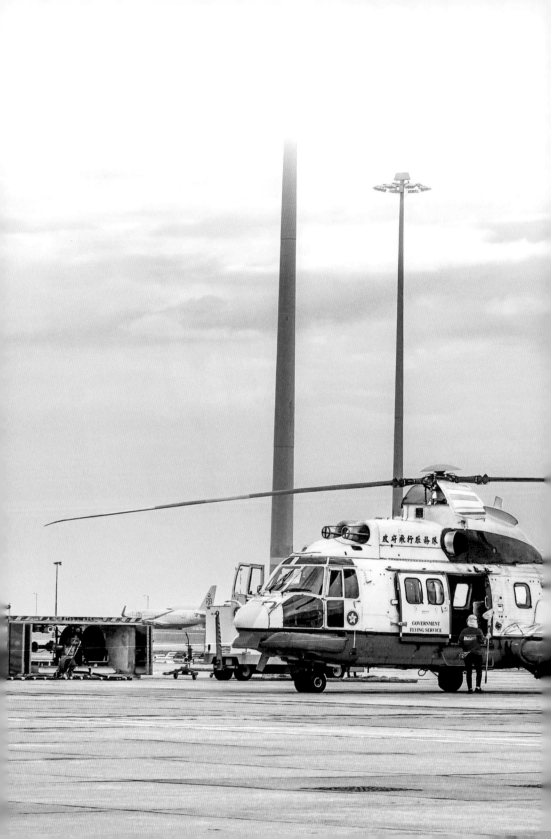

這個世界並沒有英雄，因為所有被視為英雄的都不過是平凡人。只是當這些平凡人遇到別人眼中危險的處境，令人猶豫卻步的時候，他們卻選擇了挺身而出，甚至甘願為素未謀面的陌生人冒上自己的生命安危而已。

當了飛行醫生 15 年，遇到各種的危險困難，我打從心底裏明白，世間哪有甚麼歲月靜好，只因有人替你負重前行。

把這本書獻給所有曾經、正在或將會在政府飛行服務隊服役的朋友，並致送最崇高的敬意。

前飛行醫生　鍾浩然

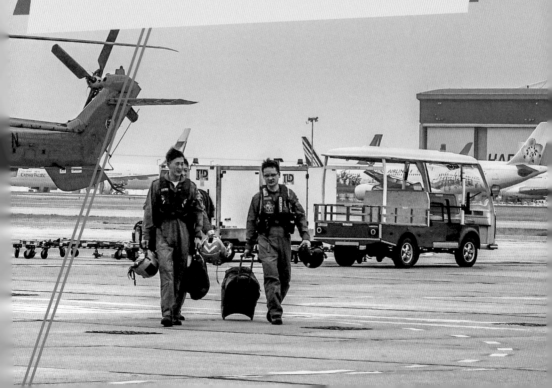

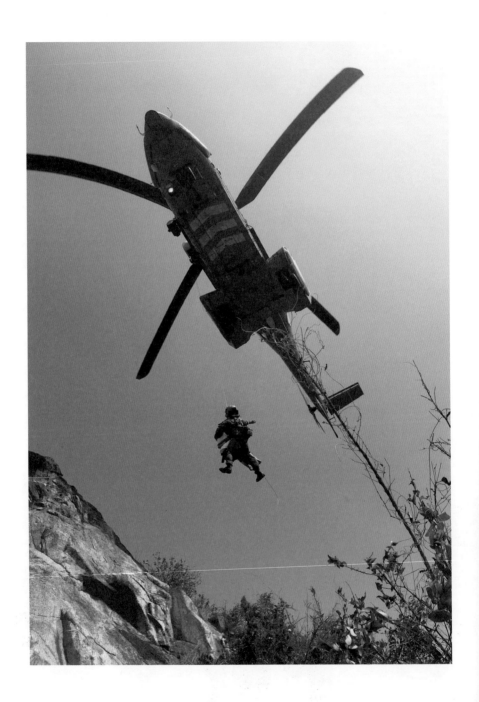

序言　只要有愛，夢就能飛翔

歷任中學中文、中史科及圖書館主任

教育專欄作者、教參書編者

「文學中大」、「香港書獎」評審

　　2013 年，鍾兄出版《急症室的福爾摩斯》，隨即位列香港書展商務印書館新書銷量榜第三位，深受學界歡迎；2016 年，他出版《急症室的福爾摩斯 II —— 守護生命的故事》，更成為商務印書館新書銷量冠軍，深獲各方讀者好評。

　　如果有中學生「讀書報告」選書大賽，這幾年間，鍾兄一定位列三甲。有一次，有位中文科同事告訴我，校內有位初中生在讀書報告認定我是福爾摩斯鍾浩然，更因以為高手就在自己的學校，深感榮幸云云。那位同學有這個美麗的誤會，大概是因為我有幸為《守護生命的故事》寫序，同學誤當序言作者是書籍作者，可説是實實在在的「序（罪）過」。

　　上次權充「序」人，撿了便宜，沒料到今次鍾兄又再一次邀我作序，自然不好推卻。如果有同學仍然認定我是福爾摩斯，那麼我也不好意思老是讓人失望，就姑且享受一次「愛與夢飛行」的光環吧。鍾兄人很好，應該不會介意。但若論及「型英帥靚正」，我與鍾兄的相似程度，無疑就像飛行和爬行的比較。

飛行的當然是鍾兄。早於 2015 年 9 月，香港電台 31 台有一集《飛一般醫生》（讀者可在 YouTube 重溫），主角正是作為飛行服務隊一員的鍾兄，節目講述其專業知識及救急扶危的精神，讓大眾對飛行服務隊的飛行醫生增加了認識，同時建立了醫生在工餘以外，不忘回饋社會的良好形象。

前年，一位認識 30 年的中學同學告訴我，他和母親剛剛在 XX 醫院急症室得到鍾醫生細心的診斷，不只是身體上的診斷，還附加不少安慰和鼓勵，為他的母親帶來極大能量。我自然借機叨光，所謂「與有榮焉」也。見微知著，從這種日常小事件，足可反映鍾兄是如何看重他的工作。但觀鍾兄的福爾摩斯系列，始終流露的是「救人一命，如救蒼生」、「以愛而行，用心善待病人」的仁醫情懷。鍾兄的為人、作品，一直讓醫生這專業，變得更親切。不論場景是醫院的急症室，還是在高空盤旋的直升機艙內，我所認識的鍾兄，都是敢於追夢、有愛心的仁醫。其人，即如其文。

鍾兄出身基層，自小刻苦力學，立志行醫。成就理想之後，他亦不忘關注基層，專業以外，恪守仁愛。早幾年，他以畢業生身分回到其母校分享寫作及行醫的心路歷程，鼓勵師弟妹追尋理想，戰勝困難。「愛與夢飛行」，既是實踐，亦是傳承；既橫向前往不同地方，亦縱向飛往不同時代。只要有愛，夢就可以先行貼地，然後飛行。

「Ditching！Ditching！Ditching（緊急降落）！」

鍾兄的《愛與夢飛行 —— 飛行醫生工作紀實》承接其一貫善於營造氣氛、知性與感性結合的風格，帶領我們飛越一個個難以征服的山嶺，再一次沒讓喜歡看他作品的讀者失望。此書同時配上大量精美的照片，有助鍾兄解說飛行服務隊的裝備和用意，即使沒打算攀山涉水的讀者，也一定受益不淺。

　　誠意向各位推薦鍾兄的作品，並以此拙「序」向本乎仁愛，立志貢獻社會的醫護致敬。

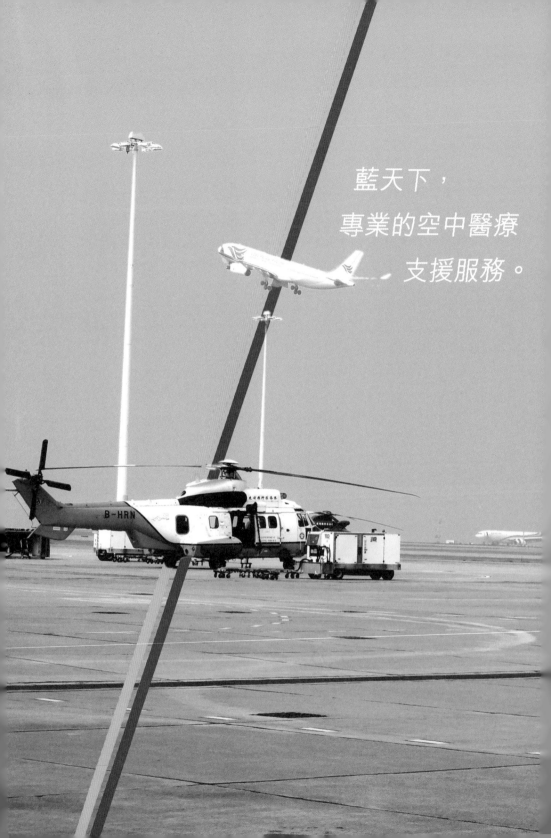

藍天下，
專業的空中醫療
支援服務。

目次

序言

只要有愛，夢就能飛翔
蒲葦   5

1 飛一般的醫生

愛、夢與飛行   14
香港空中醫療服務的歷史   32

2 透視空中醫療隊

七大主要任務   48
空中救護服務的分級制度   61
無論任何天氣   64
危機處處的工作環境   70
空中醫療隊的人員編制   77
飛行醫生和飛行護士的招募   84
空中醫療隊的工作日   88

3 執勤的裝備與技能

機隊規模   102
維生的緊急醫療系統   109
必不可少的隨身醫療裝備   114
個人保護裝備   121
登機落機殊不簡單   128

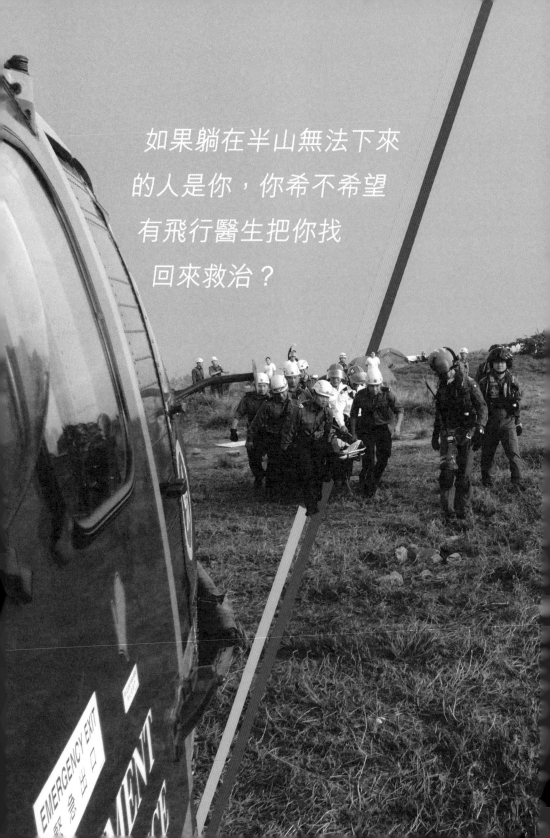

如果躺在半山無法下來
的人是你，你希不希望
有飛行醫生把你找
回來救治？

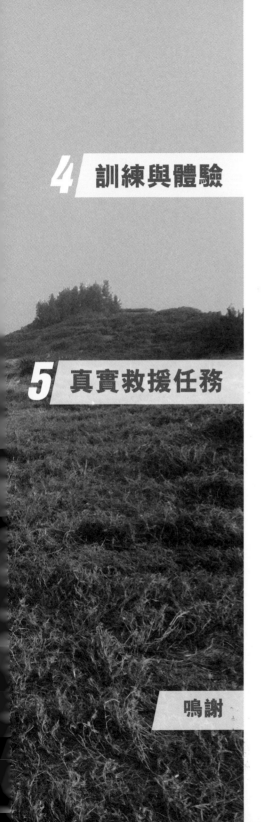

4 訓練與體驗

入職培訓與戶外演練	138
怒海餘生	144
救生筏演練	153
死裏逃生	159
直升機水下逃生訓練	169
航空醫療的切實體驗	176

5 真實救援任務

覺醒的拯救行動	188
清溪之畔，起死回生	200
風暴中的海上懸降	213
直升機上的心外壓	226
雷雨中的長程海上搜救	236
不懼入死，只怕出生	252
持續不斷的警報聲	264
「香港北壁」的絕嶺雄風	274
熱血長天	283
死亡直播	295

鳴謝

	303

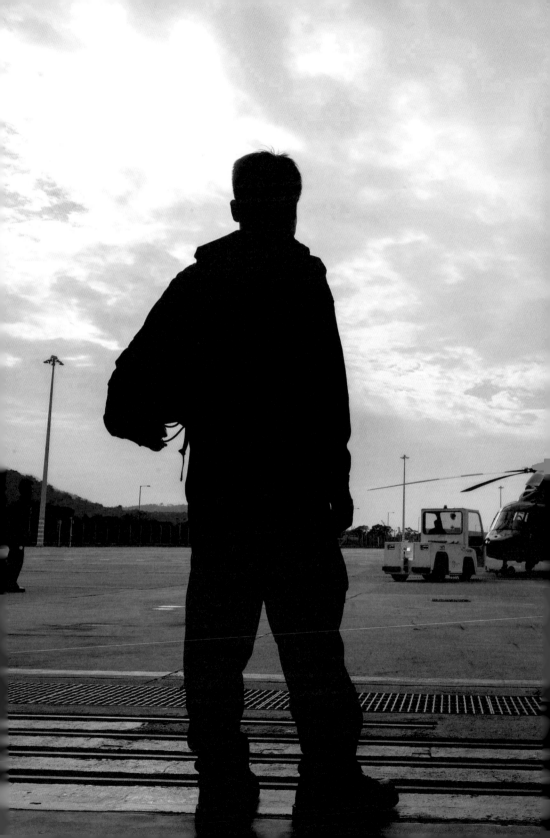

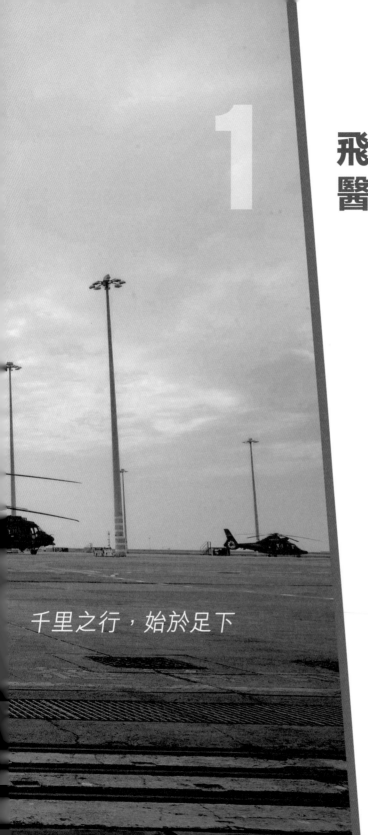

1

飛一般的
醫生

千里之行，始於足下

愛、夢與飛行

　　我是一名香港的急症室醫生，也曾擔任飛行醫生一段不短的時日。當然我不是唯一的一位，但是想跟你分享，經歷這段豐富的急症醫護及航空醫療生涯，背後的點滴故事與感受。人生由一點一滴積累而成，一件小事或是人生往後的契機，希望你能從我的小故事中找到一些共鳴及啟示，去開展你的理想人生。

　　小時候我生長在一個草根家庭，家裏很窮。直到初中，我們一家四口，爸爸、媽媽、我和弟弟，仍然居住在深水埗一個不足 70 平方呎的板間房裏。根據政府多年的統計數據，深水埗是本地最多貧窮人士居住的社區。換句話說，香港最貧窮的地方就在深水埗。我的童年時代，就在這個社會最低層的區域度過，與市井之徒為鄰，和販夫走卒為伍。若論對貧困生活的認識，我自信沒有多少同齡的人能勝得過我。

　　無論以現在的尺度，還是以當年的標準來衡量，不要說妄圖贏在起跑線，在還未聽到起跑的槍聲前，我就已經徹徹底底地栽倒在那條線前面，其他幾個參賽者的背影早已在我眼前消失得無影無蹤。

　　由於家貧，小時候沒有甚麼課外活動，失去了很多學習和玩樂的機會。別家的孩子可以學音樂，我只能在家附近的小童群益會裏玩康樂棋。電子遊戲機這些玩意兒，麥當勞、海洋公園那些地方，對我來說全都是奢侈品，連想也不敢想，只能吞着口水看身旁的小朋友享受。

童年的豬仔包獎勵

面對當時的環境，我不能不很早就開始懂事，亦從當時起對物質享受沒有甚麼特別要求。正確來說，縱使我有甚麼要求，也不可能獲得滿足。這種對物質的淡然，一直延續到我的成年階段，對我的人生觀和價值觀有極為深遠的影響。還記得，中學的時候若果在測驗考試能得到 100 分，我所得到的獎勵就是一個當時價值幾毫的豬仔包，但我仍對父親給我的這份獎勵心滿意足。為了繼續贏得此獎勵，我努力地讀書。其實，我明白即使考到 100 分，爸爸根本不需要獎勵我一個豬仔包，因為這是我的本分。但他這樣做了，我感受到他對我的認同和鼓勵，我也從此深愛着他。長大以後，才開始逐漸明白，原來愛並不需要轟轟烈烈。輕描淡寫，細水長流，可能已經足夠把愛建築得堅固穩健。

在整個童年時代，除了上學讀書以外，我可以做的事就只有進行各類運動和看課外書，還要是從公共圖書館借來的書，因為不用付錢購買。所謂的各類運動當然不包括像網球這類富貴人家才玩得起的項目。扣除了那些要付場租和購買昂貴裝備的運動項目後，足球、排球、手球、乒乓球、游泳等等，都是我消磨時間的慣常運動。我經常在下午放學後，立即到操場打排球，直到學校關門的鐘聲響起，才捨得回家溫習。後來才知道，長年累月的運動竟無聲無息地鍛煉了我的身軀和精神，在往後用得着的時刻，讓我擁有足夠強壯的體魄和堅定的意志面對各種危險，應付不同挑戰。

我在很小的年紀就已經知道，若要改變命運、改善生活，就要比旁人付出更多努力，忍受更多艱辛，才能在終點線前越過他們。而且，我意識到讀好我的書，在學業上突圍而出，是唯一能夠讓我擺脫貧困環境的可行方法。

改變命運的啟示

　　雖然説我在小學的時候已經不是一個懶惰的人，每天放學後都認真做功課，考試時節就加緊溫習。即使如此，也算不上比別人格外勤奮。後來進入大角咀銘基書院讀中學，就在中一的那一年，某天在一樓的科學實驗室上課的時候，突然間耳邊好像有兩根金屬棒猛烈地撞擊了一下，發出清脆的「叮」的一聲。我彷彿接收到某種來自上天的提示，腦袋裏響起了一個權威性的號令：

　　　　鍾浩然，你從今天起要開始努力讀書了！

　　從此，我開始真正用功學習。每天放學後除了做功課，必定把當天課堂上老師教授過的材料，重新溫習一次，日復一日，風雨無間。這個習慣一直陪伴我完成整個中學階段。假如這個世界真有甚麼可以被稱為感召或神蹟的話，相信 13 歲那年，我在那個並不顯眼的科學實驗室裏聽到的聲音，一定可以算得上是其中一個。就是那「叮」的一聲，改變了我往後的人生。

　　除了課堂上的知識外，我十分喜愛看課外書。可能自小求知慾就很強，然而肉體受限於客觀環境的樊籠，渴望藉着書本多了解這個世界，讓思想可以掙脱現實的枷鎖，無拘無束地在身邊無形的邊界以外自由飛翔。

對閱讀的熱愛

　　兒時讀的是甚麼課外書，我已記不清楚，大概就是《十萬個為甚麼》那一類吧。但我清晰地記得，初中開始閱讀中國的古典文學小説。《三國演義》、《水滸傳》、《説岳全傳》等名著，是我那個時候醉心的書籍。每每翻開第一頁後，總是愛不釋手，恨不得能馬上看完。

　　當時我是這樣想的，既要讀好課堂上的書，也要參與各類熱愛的運

動，看課外書的時間已所餘無幾，要看就要看好的。問題來了，甚麼才是好書呢？經過一輪思考，我認為古典文學小說一定好，如果不是的話，它們不可能幾百年後仍能流傳下來，應該一早被時間淘汰。結果我的想法被證實是正確的，這些書不但內容十分精彩，我也從中學懂了很多寫作上的技巧，對我日後成為一名作者有極為深遠的影響。

當中國的古典文學小說看得差不多了，便開始看翻譯小說。《理性與感性》、《咆哮山莊》、《塊肉餘生記》等偉大著作，把我的目光帶到更遠、更遼闊的地方。隨着年齡增長，涉獵的閱讀範疇越來越廣。上大學以後，文學、歷史、哲學、軍事、藝術均是我有興趣閱讀的領域。

對於「讀書不是求分數」這句說話，不能認同得更多。我個人的經驗無疑就是一種證據，書本絕對不只是為了考試而讀的。讀書可以是為了增長知識，以及讓自己快樂為目的而自發進行的。我可以很直接地說，如果當年沒有多看書，一定會錯過很多享受這個世界美好事物的機會。

理科的頭腦，文科的心靈

我自小就熱愛中國語文，熱愛寫作，作文從來都是我最駕輕就熟的作業之一。基於生活實際需要的緣故，升上中四時我選修理科，但我對中文、中史、西史等各類文科科目都情有獨鍾，而且中史一直是我初中年代考得最好的科目。遺憾的是，自中五畢業後，再沒有接受正統的中文教育。為了更深入了解中文的精髓，購買了相關的書籍來看。詩詞的發展歷史和格律規則，都是在大學畢業後才從書上學到的，卻成為了我最喜愛的學習材料。中五以前學到的中文，印象已經很模糊了。但那些自發想知道、想學習的東西，如詩、詞、對聯等等，卻一直深刻地印在腦海裏面。

我明確知道自己的興趣在哪裏，不足之處在哪裏，於是就針對性地找相關的書籍來看。這是跟隨心靈指引追求知識的漫長自學旅程，很多

不同學科的知識都是從這種讀書方式裏汲取過來的。這對於我後來成為作者，起了非常重要的作用。

人生交叉點

小時候我有三個夢想，希望長大後能成為一名醫生、飛機師或科學家。清楚記得這是我在小學作業上填上的標準答案。當然，那時候我並不明白這些工作確實是幹甚麼的，只知道這是三個響噹噹的名字。

命運之神經常對人類開玩笑，最喜歡戲弄軟弱的人，但碰巧祂心情極佳的時候，或許偶然會慷慨地為迷失的人們帶來啟迪。我模糊地記得大約在八、九歲那年，遇到了人生的第一個交叉點，從此確立了人生的方向。

如今我已經步入中年，大腦仍不時把我帶回 10 歲之前那個對我一生尤為重要的日子。那天我出席了人生的第一次葬禮。在葬禮之上，我看見所有平常笑面迎人的親友都顯得傷感落寞。就在那個時刻，那個地方，突然有一道如閃光般的意識穿過我的腦袋，喚醒混沌的心靈。我告訴自己，長大之後一定要當一名醫生。如果可以救治所有人的生命，那麼大家就不用再為生離死別而掉眼淚。

以現在的眼光看來，當時的想法固然極端幼稚，但這個極端幼稚的想法從那天起，卻實實在在地在我的心房播下了一顆種子，確立了想當醫生的夢想。這顆種子埋藏在我的心田裏，如冬眠般不動聲色地度過了很長的一段時間。到了陽光、雨水和養分最充足的那一個季節，它開始發芽成長，拔地而起變成了如今的一棵大樹。

皇天不負有心人。我真誠地相信，每個人只要肯努力用功，必定會獲得應有的回報。結果憑着自己一雙勤勞的手，幸運地在 1991 年考進香港大學醫學院。經過五年的不懈努力，終於當上了醫生，達成了童年時的其中一個夢想，我的夢想就是當一名拯救生命的醫生。這個夢想雖然

曾經在充滿驚濤駭浪的人生中有所動搖，但慶幸從來沒有放棄過。

回想從前，衷心地感恩自小成長在窮困的家庭。貧窮讓我在早期的歲月就看清楚現實的本質，懂得要發奮圖強，不怕困難，獨立應付生活中的各種挑戰。這對我以後的人生有着重要的指導作用。

我經常對年輕的一輩說，如果他們當中有哪一位家境貧窮，千萬不要介意自己出身寒微，那可能是上天的一種賞賜。只要大家抱着「主一無適便是敬」的態度，心無旁騖地奔向自己的目標，不論在起跑線上輸得多糊塗，夢想最終都是可以達成的。世上有太多這種例子，我幸運地成為其中一個，但絕對不會是最後一個。

獨特的急症科工作

1996 年從醫學院畢業以後，我不需多細想就選擇了加入急症室工作，因為救人是我想當醫生的初衷。

急症科的工作性質跟醫院的其他科目有極大的分別。其他專科只需要專注治理自己那一科的病症，不需要顧及其他專科的事情。例如，兒科醫生不需要看成年人；老人科醫生不需要看小孩；婦產科醫生不需要碰男人；精神科醫生不需要治療身體上的疾病；耳鼻喉科醫生不需要看脖子以下的任何病症，不一而足。然而，急症室醫生就沒有這種「福氣」，因為甚麼病人都可以到急症室求診，有男有女、有老有嫩，我們不能拒絕任何人。我們要處理的病症涵蓋所有醫學科目，嚴重程度由最輕微到最危急的都有，因此急症室醫生既要知得多，又要知得廣，而且反應要敏捷，行動要迅速。

醫生為病人治病，正常來說必須依循一定次序，要先找到病因，才能對症下藥，進行確切的治療。這種先確診後治療的次序，基本上各科醫生都必須跟隨。但在急症室情況就不一樣了，很多病人在被送抵時已經極端危險，不能慢慢等待先尋病因。我們得先維持病人的生命，不能讓

他們死去。待穩定了病情以後，才倒過來為他們查找病因。在醫院裏，只有急症室的醫生以這種獨特方式工作，顛倒了診治的慣常先後次序。

急症室內經常上演爭分奪秒、死裏逃生的劇情，對醫生的知識涵蓋面和面對壓力時的應變能力，都提出了極大的挑戰。從另一個角度來看，這也是一個磨練醫術的好地方。我經常勉勵立志投身醫護行業的青年人，如果他們渴望拯救生命於危急當中，沒有任何地方比在急症室工作更前線，更貼身，更分秒必爭。但不是所有醫生都有能力承受在急症室工作所面對的壓力，見過不少年輕醫生，因為承受不了巨大壓力而半途而廢。

在別人眼中的壓力，估計對在急症室各工作崗位的同袍來說，是推動進步的最佳動力。以個人為例自幼家貧，缺少援助，很早就習慣了獨力應付生命中遇到的難題，掌握各種靈活變通的技巧，也養成了永不向困難低頭的堅韌態度。這倒讓我在急症室這個充滿挑戰的環境裏，工作得如魚得水，自得其樂，而且很快就磨練了醫學知識、臨床經驗和應變能力，為走更遠的路奠定了穩固的基礎。

飛行夢想的達成

除了當醫生之外，能成為一名飛行員，自由自在地翱翔於碧海藍天之間，是我小時候的另一個夢想。還記得大約五年級，初次看日本動畫片《超時空要塞》，幼嫩的心靈除了立即被那架可以三種模式變換姿態的戰鬥機所震撼，還被馬輝少尉那套帥氣的飛行服和出神入化的駕駛技巧深深吸引，竟幻想自己長大後也能成為一名噴氣式戰鬥機飛行員，在空中守護自己的國家和人民。

這種想法被行事四平八穩的人視為異想天開、不切實際，這是理所當然的，也從來沒想過提出反駁。但我一直相信，只要心存希望，努力向前，萬事皆可能。人的潛能和成就，是無法被不相干的人預先局限的。

當一個人已經準備好，他等待的只是一個合適時機的降臨。

政府飛行服務隊（Government Flying Service, GFS）在 2000 年成立了輔助性質的空中醫療隊，正式招募飛行醫生加入，以期提供專業的航空醫護服務。GFS 本身承擔多種不同任務，提供空中醫療支援服務只是眾多工作的其中一個。

雖然飛行醫生不是飛機師，但工作性質都與飛行有關，而我對飛行擁有強烈的興趣和憧憬，也是長大後一直渴求達成的願望。和其他大男孩一樣，帥氣的制服和富紀律性的軍旅生涯是我多年來趨之若鶩的體驗。正當 2000 年錯過了投考政府飛行服務隊的夢魘仍在胸口隱隱作痛，2003 年飛行服務隊出其不意地展開了第二期飛行醫生和護士的公開招募。知道消息後我立刻狠狠地立下誓言，絕不能再錯失這次難得的機會，否則必將抱憾終生。世上哪裏還有另一份工作，既可以挑戰熱愛刺激和冒險的性格，又能滿足我對飛行和制服部隊的迷戀，同時可時刻承載醫護人員的愛心，在常人難以體會的高度盡展所長，救死扶傷。於是，我在公開招募開始後的第二天，就向大嶼山香港國際機場南環路 18 號政府飛行服務隊總部郵寄了入伍申請書。

空中醫療隊的工作除了要求飛行醫生擁有卓越的醫術，還要有處變不驚的個人質素，以及在缺乏支援的院前工作環境，獨力完成艱難救護工作的能力。另外，良好的體能、堅強的意志和團隊合作精神，都是不可或缺的條件。十分幸運地，我成功通過了 2003 年第二次飛行醫生招募的考核，正式加入政府飛行服務隊。初次觀看《超時空要塞》約 20 年後，我不可思議地達成了人生的另一個夢想，竟然有機會和馬輝少尉一樣穿上飛行服在藍天上穿梭，完美地將我的專業技能、興趣和兒時夢想緊密地結合在一起。多年後每次回想起這件事，我依然興奮不已，仍舊感到如置身夢境般美妙。

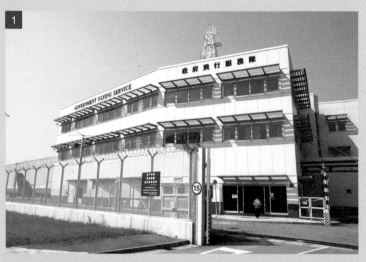

1 政府飛行服務隊總部。

2 2003 年終於成為飛行
  醫生。

3 恆常訓練

4 在東龍島執行搜救任務
  時作現場救援。

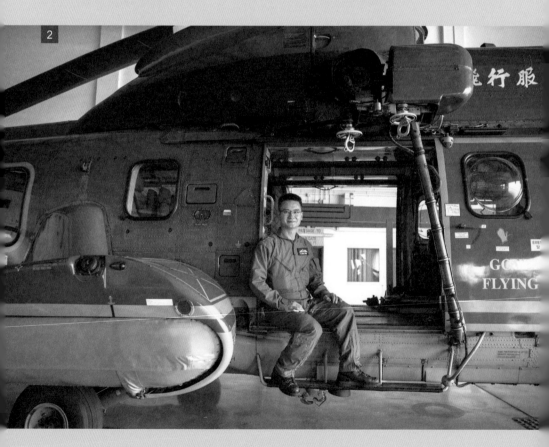

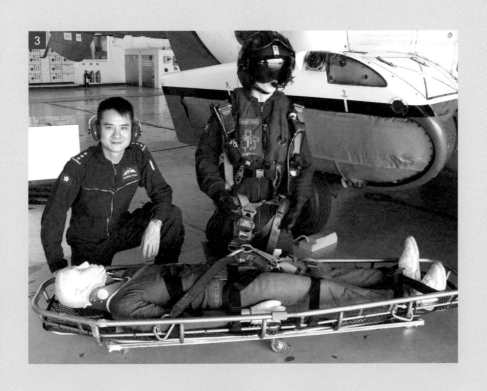

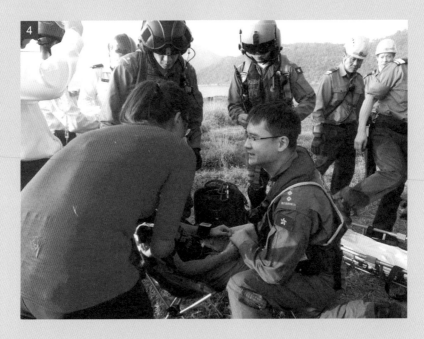

航空醫護服務

　　政府飛行服務隊的輔助空中醫療隊，由飛行醫生和護士各約 30 名組成。顧名思義，隊員都只是輔助性質，本身均有正職。從成立那天開始，大部分飛行醫生和全部飛行護士，都來自本港各所公立醫院的急症室，因為經歷過急症室磨練的人，才較具備全面的能力和經驗，在醫院以外的陌生環境處理各種不同病症。

　　空中醫療隊主要承擔兩種醫療任務。除了從偏遠的診所和醫院運送嚴重的病人返回市區救治之外，另一個更重要的工作，就是在香港的陸地和管轄海域上空進行搜救行動。

　　飛行醫生跟醫院裏的工作有顯著的差別。相比飛行醫生在戶外工作，在醫院內上班其實很「奢華」。醫院的室內工作環境既安全舒適，又有空氣調節，另外還有很多其他醫生、護士和技術人員協助。醫院裏的設備齊全，如電腦掃描、心電圖、X 光、血液化驗等等，想得出的檢測設備都有，各類藥物亦一應俱全。

　　飛行醫生的工作環境完全不同。先從地形方面說起，我們隨時要在高山密林、懸崖峭壁、小溪石澗、海邊岩岸，甚至正在海上航行的船隻上落，冒着自身的生命危險拯救生命。天氣方面，日曬雨淋、嚴寒酷暑、狂風暴雨、行雷閃電，我們都沒有選擇的餘地，只有在能見度極低的情況下，才不用出動執勤。在院前環境中，藥物、醫療設備和人員方面的支援都十分有限，甚至連在醫院裏面醫生經常用到的聽筒，在直升機上嘈雜的環境都無法用得上，迫使我們運用最簡單直接的技巧和方法，為垂危的病人進行精準的診治。

　　不少市民羨慕飛行醫生和護士經常乘坐直升機飛來飛去，而且制服和形象也極為帥氣。其實，這只是表面「風光」，有很多內情是不足為外人道的。飛行醫生的工作性質帶有頗高的危險性，例如，經常要用鋼索從直升機懸吊到各種險要的地形，不時要降落在航行中的船隻上，展開

救援工作，而且直升機也有在空中因機件故障而掉下來的危險，少一點勇氣、膽量和專業技能都不行。曾經在三號風球的狂風暴雨中，從直升機懸降到海上航行中的巨輪之上，拯救受傷船員的生命。那次驚心動魄的搜救行動，足以讓我一生難忘。這些緊張刺激的景象，未親身經歷過是難以想像得到其震憾程度的。

飛行服務隊的工作要求我們有較強的應變能力，機上幾名隊員既要有良好的團隊合作精神，也要能發揮各人的專業，獨立處理各種無法預知的危機。我有幸可以參與這個極具挑戰性的義務工作，從中訓練勇氣、膽量、決心和毅力，坦然面對人世間的各種挑戰，反過來也提升了自己的整體能力。

踏上寫作的征途

我雖然沒有任何宗教信仰，但卻相信冥冥中總有一個主宰。年輕人及早為自己制定一個長遠的目標，固然是值得鼓勵的做法，但是無論計劃得如何周詳，主觀願望何等美好，事實上卻沒有多少人能成功作出準確的人生規劃。相反，我們無意間在早年種下的因，往往在走過一段人生旅途之後，或許能結出意想不到的果。

當我達成了童年的兩個夢想以後，人生似乎已經很美滿，也確實比大部分人幸運，到了享受成果的階段。但我沒有滿足於原地踏步，依然朝着另外一個夢想進發。

一個人的知識多了，閱歷廣了，心中自有一些話想說，有一些想法希望跟他人分享。我渴望把自己的想法和觀點，以文字表達出來。在過去讀過的書本之中，除了獲得了知識，也建立起一種信仰。我一直堅信，「文字擁有力量，可以改變世界」。我夢想透過自己的文字，希望改變這個世界，哪怕只是改變一丁點也好。

把時間向前回撥十多年，當我從醫學院畢業不久，就開始向報社投

稿，撰寫一些時事評論文章。剛開始的時候不是每篇都能獲得刊登。但我沒有放棄，繼續用心地寫，獲刊登的次數也就越來越頻密。我因此知道，自己的寫作水準已達到一個不錯的水平，贏得了報章編輯的認同，可以登上大雅之堂。後來在傳媒朋友的引薦之下，獲得了在報章雜誌上撰寫醫學專欄文章的寶貴機會。因此，我在很早之前就跟文字結下了不解之緣。寫作早已變成了一種習慣，融入為生活的一部分。

經驗告訴我，「機會總是留給準備好的人」這句格言，是一條隱藏在現實世界中至高無上的法則，但是並非每一個人都有能力把它看得通透，從而作出相應的行動。我當時清楚知道，經過了數年孜孜不倦的努力，我已經準備好了。我等待的是另一個合適的機會，讓我一展寫作上的才能。

2012 年，我首次萌生了出版書籍的念頭。談到出版，我必須提及村上春樹這個人，他是我最喜歡的其中一名作家。他於日本東京早稻田大學文學部戲劇系畢業，畢業後並非一開始就從事寫作工作，而是開了一間酒吧，所以在他的作品裏經常出現酒吧這種場景。面對平淡的生活，村上在 29 歲時腦中突然萌生了寫作的衝動，於是重新拾起筆杆，開始創作他的第一本小說，名叫《聽風的歌》。這本初試啼聲的書，為他贏得了1979 年度日本的羣像新人文學獎。

2012 年，我 39 歲。和村上春樹一樣，我也是在變更年齡第一組數字的前一年，腦袋中產生了當作家的想法。

我不是一個為了金錢利益而當醫生的人。由於看到當前醫療界裏面的一些問題，我希望改變，而我一直相信文字擁有力量，可以改變世界。我想藉着自己的文字帶出一種「肩負責任，施行仁愛，追求卓越」的精神，希望激勵同行把工作做好。我一直認為，醫生不只是一份工作，更多的是一種責任和使命。我明白無論一個醫生幹得多出色，他所能幫助的病人是十分有限的。如果可以透過文字感染身邊的人，或許能讓更多

病人受益。這是我當初寫書的真正目的。

　　於是，我開始撰寫急症室的故事。由於急症室工作繁重，家中也有年幼的孩子需要照顧，所以能騰出來寫作的時間不多，可以靜靜坐下來連續寫作數小時的機會也極為罕有。我只能在白天零碎的空餘時間執筆，或在晚上兩名孩子進入夢鄉之後，才能躲進書房中的小天地，趕在睡意奪去我的思維能力之前，匆匆寫下一、二千字。由每天一、二千字的破碎段落匯聚而成的一個個獨立故事，又慢慢積累成了之前出版的兩本個人著作，也讓我過去 15 年的飛行醫生經歷，得以在這第三本書中呈現出來。

　　寫作的過程固然歷盡艱辛，但事實證明我的嘗試和努力是成功的，之前出版的三本書（包括一本主編的醫護著作）都取得不錯的成績。最讓

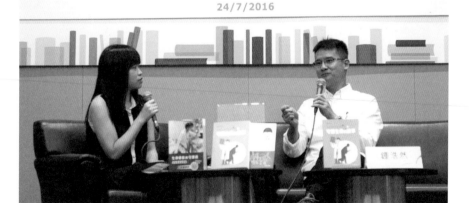

成為作家是我眾多夢想之一。

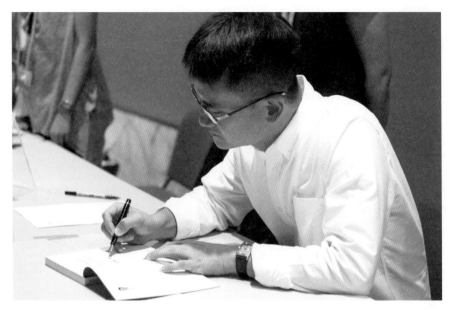

我深信文字擁有力量，可以改變世界。

我感到雀躍的並非賺到很多錢，在香港從事寫作根本不可能賺到多少，而是我的書得到了不少立志投身醫護行業的年輕人，包括中學生、醫科學生和護士學生的支持。冀望他們接收了我刻意隱藏在書中的信息後，能為急症科以及我們這個社會，帶來一些正面改變，也發揮他們年輕人的積極態度。

千里之行，始於足下

過去兩年，經歷了無數個獨自一人埋首在書房的黑夜，終於達成了把個人經歷轉化為文字的願望，將本港空中醫療支援事業方方面面的故事，真實地呈現在世人面前。這本書見證了我從小時候的不名一文，到

開始擁有夢想，懂得把熱愛轉化為動力，並義無反顧地奮勇向前，得以在人生旅途自由飛翔的經過。

回望人生的前半段，我不能不感謝命運之神。祂既對我作出過無情的嘲弄，也賜予我無數的收穫。祂讓我出生在窮困的家庭，曾令我在朋輩中感到自卑，原來卻早已為我鋪排了各種難得的磨練機會。家境貧困，促使我很早就心智成熟，塑造出獨立自主、不怕困難的性格，培養出善於解決問題的能力。家裏沒閒錢進行課外活動，迫使我小時候只能借閱圖書館的書籍，卻無意間讓我愛上了閱讀和寫作，使我日後能達成夢想，當上醫生和作家。童年放學後流連球場，卻無心插柳般鍛煉出強健的體魄，讓我日後有能力勝任飛行醫生的工作。當年無法想像以後的人生將會如何，但原來命運早就以一種無形的力量為我預備妥當，我需要做的只是踏實地一步一步沿着崎嶇山徑往前走。

人生充滿變數，也埋藏了必然的因果關係。在不斷挑戰自己的過程中，我擴闊了眼界，肯定了自己的能力，增強了自信心和滿足感，也磨練了鬥志和膽量。獲得的成果肯定比付出的多。

假若要為人生作一個階段性的總結，我必定要指出最重要的一點，作為一個人，必須擁有夢想。無論年紀多大仍舊可以擁有這種渴望，千萬不要停止對夢想的追求。而且，不要光有夢想，還要切實地走出第一步，想辦法把夢想實踐出來。千里之行，始於足下。一個人可以走多遠，如果沒有真正走過，是永遠都無法想像得到的。

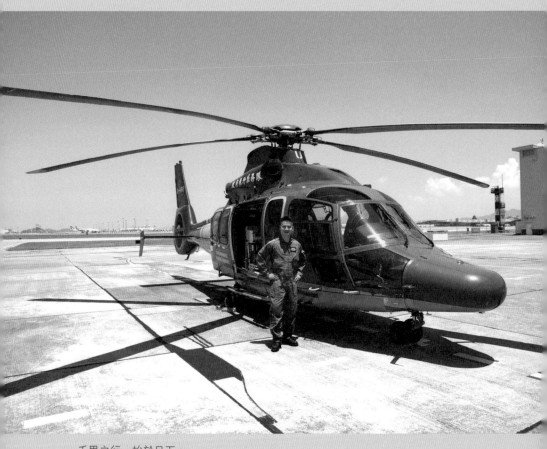

千里之行，始於足下。

超級美洲豹直升機在黑夜中如同穿越月亮飛行，正好象徵着我的兒時夢想成真。

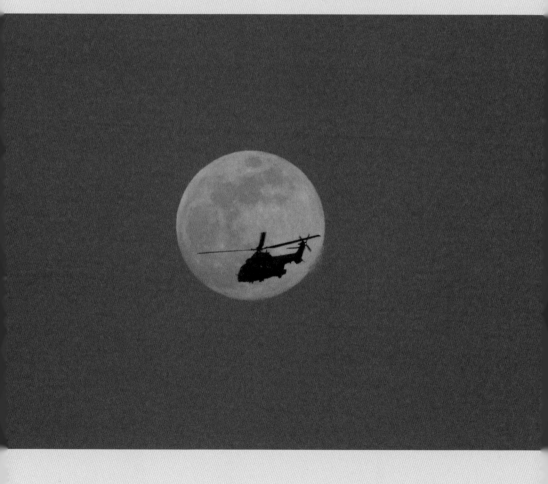

香港空中醫療服務的歷史

　　翻開任何一幅香港地圖，那些密密麻麻的等高線以及不規則地伸延着的色彩，都恰如其分地展示了本地確切的地形。香港島位於整個香港的中心，海港的另一邊就是九龍，北面是新界，再往北走就是深圳市。香港的陸地遍布山巒密林，海上的眾多島嶼則星羅棋布，適合居住的市區面積反而不大。若在這些高山、密林、島嶼或海上發生醫療事故，單靠陸上和海上的交通工具把傷病者送往醫院救治，顯然十分費時失事。所以在很早以前，香港已經開始使用直升機承擔空中醫療支援的任務。

　　香港地區以前由英國管治，因此本地最早期的空中醫療支援服務，自然由「香港輔助空軍」提供。

　　1945 年 8 月，日本遭美國投下兩枚原子彈後，宣佈無條件投降，標誌着第二次世界大戰結束。英國作為盟軍的一分子，於 1945 年 9 月 1 日從日軍手中重新奪回香港地區的控制權。港英政府最早於 1854 年 5 月成立了第一支本地軍事部隊，稱為香港義勇軍（Hong Kong Volunteers, HKV）。這支部隊在 1920 年代改組為香港義勇防衛軍（Hong Kong Volunteer Defence Corps, HKVDC），及至重光後的 1948 年開始重組。翌年，香港防衛軍（Hong Kong Defence Force, HKDF）正式成立，原本的香港義勇防衛軍改編成香港軍團（Hong Kong Regiment, HKR），作為香港防衛軍轄下的陸軍部隊。除陸軍外，香港防衛軍還組建了空軍和海軍，其中空軍於 1949 年 5 月 1 日成立，部隊的名稱為「香港輔助空軍」（Hong Kong Auxiliary Air Force, HKAAF）。這支負責協助駐港英軍承擔本地防務工作的空軍部隊，徽章上以拉丁文印有「Semper Paratus」的格

言，翻譯成中文就是「隨時候命」。當時的中文媒體在新聞報道中，經常把香港輔助空軍稱為香港空軍輔助隊，而兩者基本上是同一支隊伍。

除了數名從駐港的英國皇家空軍調任的高級軍官外，香港輔助空軍的骨幹成員主要由兼職的志願人員組成，港英政府另外調撥數十名人員作為飛機的維修隊伍。這支部隊的成員包含了歐洲人和華人，來自社會的各個階層，全都團結一致把精力無私奉獻給香港本土的空防事業。

香港輔助空軍和駐港的英國皇家空軍雖然是兩支不同的部隊，指揮架構互不重疊，但也保持頗為密切的關係。前者初期的總部鄰近原駐港英軍的啟德皇家空軍基地（RAF Kai Tak），位於九龍啟德機場東側，就在現時坪石邨的對面。除了使用這個基地之外，跟英國皇家空軍一樣，香港輔助空軍及後來的皇家香港輔助空軍在 1993 年之前，也經常使用石崗機場進行升降。當時石崗機場的名稱是石崗皇家空軍基地（RAF Sek Kong）。

1951 年，英皇佐治六世（King George VI）為表彰香港義勇防衛軍在二次大戰期間保衛香港地區所作出的貢獻，授予該部隊「皇家」稱號。時任港督葛量洪爵士（Sir Alexander Grantham）代表英皇頒授新軍旗，香港防衛軍遂獲升格為皇家香港防衛軍（Royal Hong Kong Defence Force, RHKDF）。

香港輔助空軍最早期使用的是 15 架奧斯特 AOP Mk5 和 Mk6 聯絡觀測機（Taylorcraft Auster），以及 11 架 Harvard MkIIB 教練機。後者是本港第一批配備武裝的飛機，僅可裝設三挺機槍，同時具備掛載炸彈的功能，惟整體戰鬥力十分低下。1951 年初，香港輔助空軍開始從皇家空軍接收了二戰中戰功顯赫的噴火式戰鬥機（Spitfire）。這款戰機在 1940 年大不列顛空戰（Battle of Britain）中發揮了無可替代的作用，成功粉碎納粹德軍登陸英國本土的作戰計劃。香港輔助空軍共接收了不同生產批次的噴火式戰鬥機，是該部隊歷史上裝備過火力最強的飛機。由於該支空

軍主要由業餘飛行員組成，加上訓練上的問題，噴火式戰鬥機事故頻生，並曾導致人員傷亡。無奈之下，四架噴火式戰鬥機於 1955 年 4 月 21 日最後一次飛越維多利亞港上空，為慶祝英女皇壽辰作表演後，香港輔助空軍便把服役僅五年的該款戰鬥機於同年 9 月悉數除役。

香港輔助空軍是英聯邦國家中，最後一支操作噴火式戰鬥機的空軍，在該型戰鬥機除役後，也成為當時世界碩果僅存的幾支非武裝空軍之一。一直以來，香港都是全球範圍內擁有自己空軍的最細小地區之一。其中一架在英女皇壽辰最後一次飛越香港上空的噴火式 Mk24 戰鬥機，在 1983 年經過翻修後，被陳列於啟德機場的皇家香港輔助空軍總部之外，並於 1989 年移送英國倫敦著名的帝國戰爭博物館，一直保存至今。

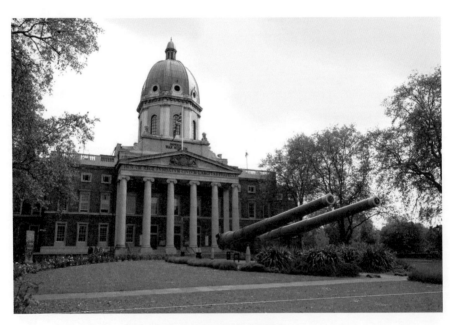

噴火式 Mk24 戰鬥機，現藏於英國倫敦帝國戰爭博物館內。

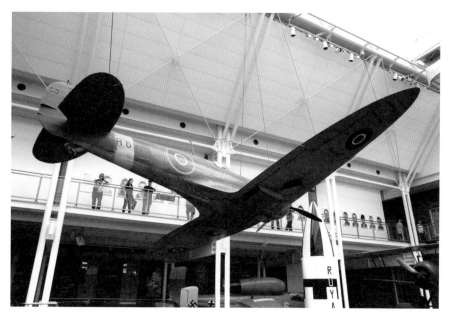

香港輔助空軍是英聯邦國家中，最後一支操作噴火式戰鬥機的空軍。

空中救援角色的開始

　　1950 年代後期，港英政府希望香港輔助空軍在原有的防衛任務外，擴展更廣泛的空中支援功能，包括海上救援、反走私、偵察和追蹤非法入境者，以及在離島和其他偏遠地區提供醫療救護服務等工作。然而，受限於本地多山的環境，以及超過 250 個星羅棋布的小島，必須依賴一段跑道才能升降的定翼機，在香港大部分地區都不適合作為醫療服務的用途。基於實際運作上的需要，港英政府首度考慮為輔助空軍添置直升機。

1958 年 2 月，首架由英國韋斯特蘭直升機公司（Westland Helicopters）生產的 Widgeon 直升機開始在港服役，香港輔助空軍共裝備兩架該型號直升機。這是歷史上直升機首次出現在香港上空，故曾引起一時哄動。配備直升機後，輔助空軍初步具備了空中救援能力，開始從一支功能單一的作戰部隊逐步轉型，為日後蛻變為如今的專業空中搜救單位，邁出具里程碑意義的第一步。期間另一標誌性事件，是「飛行醫生」（Flying doctor）服務的正式啟動，代表輔助空軍正式承擔起空中醫療任務，也確立了現今政府飛行服務隊輔助空中醫療隊的路向。服役期間，Widgeon 直升機曾出動過百次救助傷患，包括在一次海難中從一艘擱淺的船隻上救起 44 名船員。另外，有數名嬰兒在該機出動期間誕生。該型機的其中一架在 1965 年執勤時失事損毀，另一架則在同年 8 月退役。

替代機型是法國宇航公司（Aérospatiale）的雲雀 III 型（Allouette III）直升機，香港輔助空軍前後共購入三架新機，接替兩架 Widgeon 直升機所承擔的任務。該型號是那個年代世界最暢銷的直升機之一，首機在 1965 年開始在本港服役。

三種初期空中醫療支援

雲雀 III 型直升機服役以後，由於其性能先進，而且機隊數量上也得到擴充，所以本港的空中醫療支援服務得到了相應的發展。當時與醫療服務相關的任務大致分為三種，分別為「飛行醫生」（Flying doctor）計劃、「空中救護服務」（Casualty evacuation, Casevac），以及「搜索與拯救」（Search and rescue, SAR）任務，初步確立了香港空中醫療支援服務的雛形。後兩者與現時政府飛行服務隊所執行的同類任務，雖然在實行的具體細節上略有不同，但性質卻是一致的，可視為現時模式的先驅。相反，由於社會進步，交通和醫療設施得到改善，飛行醫生計劃早已在數十年前取消。

在上世紀六、七十年代，香港社會仍未得到完善發展，基礎建設極為落後，陸上交通十分不便。大部分居住在新界和離島偏遠地區的村民，難以獲得醫療服務，個人健康無法得到保障。在這個背景下，飛行醫生計劃得以應運而生。

參加飛行醫生計劃的全都是當時醫務衞生署的全職醫生，外籍和華籍人士都有，而且大部分都加入了輔助空軍的飛行醫務隊。香港輔助空軍提供直升機和機組人員，定期搭載飛行醫生、護士和醫療物資飛到各偏遠地區，為當地人檢查身體及處方簡單的藥物作治療。雖然飛行醫生這個稱號和現時的飛行醫生完全一樣，但兩者承擔的職責卻截然不同。舊日的飛行醫生不需要承擔搜救和空中救護服務的任務，而這兩項卻是當今最主要的工作。

當時飛行醫生計劃覆蓋的服務範圍，主要是西貢及大嶼山等陸路交通難以到達的地區。西貢東部由北至南座落四個大海灣，分別為東灣、大灣、鹹田灣和西灣，附近一帶遍布零星的村落。那些村民就是飛行醫生的主要服務對象。飛行醫生和護士乘坐直升機從啟德機場總部出發，飛越獅子山，俯瞰仍未發展的沙田和大圍，翱翔還未填平的沙田海，到達西貢東部地廣人稀的郊野，逐一降落白沙澳、荔枝窩、荔枝莊、三椏村、嶂上和西灣等村莊，設立臨時醫療站服務有需要的村民，這就是當年飛行醫生計劃的真實寫照。隨着香港在八十年代經濟起飛，社會急速發展，基礎設施逐步完善，飛行醫生計劃於是逐漸淡出舞台。到了八十年代中期，飛行醫生計劃只剩下荔枝窩、榕樹澳、大浪灣和西灣等寥寥幾個降落點，最後更完成了它的歷史使命，在新時代中降下了帷幕。

長洲亦屬偏遠地方，但島上設有醫院，所以並非飛行醫生計劃的服務範圍。若長洲醫院的危重病人需要快速的轉運服務，就是空中救護服務派上用場的時候。直升機會把病人送到九龍英國陸軍醫院（British Military Hospital）的停機坪，在那裏等候的救護車會把病人轉送到附近的伊利沙伯醫院。位於何文田京士柏衛理道的英國陸軍醫院於 1967 年

落成，距離伊利沙伯醫院只是一街之隔。該醫院在 1996 年 6 月 30 日關閉，其後被拆卸重建，並於 2004 年在原址建成豪華屋苑君頤峰。那個年代的空中救護服務比較罕見，並不像現時一樣頻密，所以每次出勤都是比較矚目的事件。

至於搜索與拯救任務，可概括地分為山野搜救和海上搜救兩種。與空中救護服務一樣，當時兩者均沒有醫護人員同行。機組人員沒有接受過專業的醫護訓練，主要職責是把遇險者從肇事現場救起，然後飛返英國陸軍醫院，途中雖然會進行必要的搶救和護理，卻非任務的重點。抵達目的地後，依然由等候的救護車把遇險者轉送伊利沙伯醫院救治。

定翼機與直升機的不同功能

時至 1970 年，港英政府重組香港的武裝力量，皇家香港防衛軍被正式解散，轄下的海軍單位遭裁撤，而陸軍及空軍部門分別獨立成軍，仍可繼續沿用「香港軍團」及「香港輔助空軍」的稱號，並各自獲得英女皇伊莉莎白二世授予「皇家」名銜，分別成為皇家香港軍團（The Royal Hong Kong Regiment, RHKR）及皇家香港輔助空軍（The Royal Hong Kong Auxiliary Air Force, RHKAAF）。於是，兩支從皇家香港防衛軍獨立出來的部隊，仍得以繼承前身享有的傳統和榮譽。

皇家香港輔助空軍在 1972 年購置一架布里頓—諾曼公司的 BN-2A 島民式定翼機（Britten-Norman Islander），用於遠程海上搜救任務，其後於 1992 年 12 月 15 日意外墜毀。1977 年再購入了一架塞斯納 404 泰坦定翼機（Cessna 404 Titan），以增強搜救能力，及後於 1987 年被兩架畢奇超級空中霸王定翼機（Beechcraft Super King Air B200C）取代。直至 1993 年「皇家香港輔助空軍」改名為「政府飛行服務隊」後，這兩架飛機仍繼續服役到 1998 年，才被 GFS 購入的全球最後兩架英國航太公司捷流 41 型定翼機（Jetstream 41）替代。

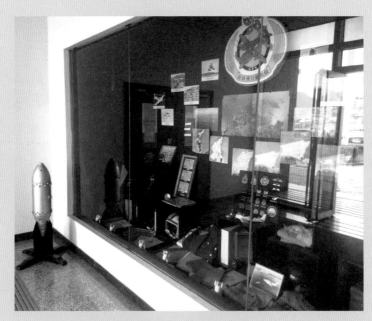

總部大樓入口處陳列皇家香港輔助空軍年代的歷史文物。

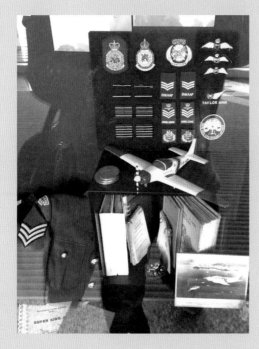

皇家香港輔助空軍時期的制服和舊物。

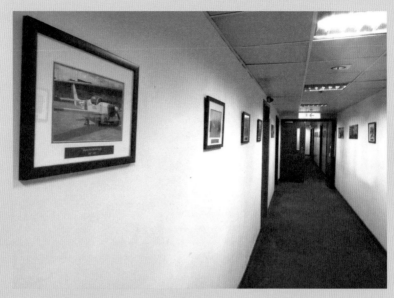

總部大樓內的走廊牆壁上，掛滿皇家香港輔助空軍年代曾經備有的飛機照片。

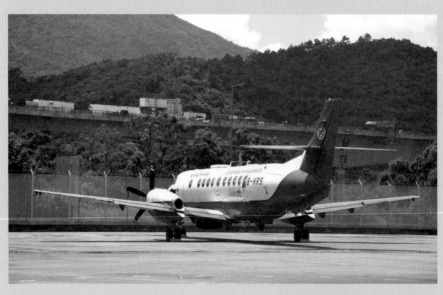

2016 年退役的捷流 41 定翼機。

1979 年 3 月，皇家香港輔助空軍位於啟德機場的新總部落成啟用。三架法國宇航公司製造的 SA365C1 海豚式直升機（AS365C1 Dauphin），於 1980 年 8 月運抵香港，用作汰換服役多年的雲雀 III 型。

香港地區主權於 1997 年回歸祖國，在八十年代末，英國必須事先籌劃逐步撤離香港地區。皇家香港輔助空軍於是在 1988 年擴大編制，接替駐港皇家空軍的部分工作。擴編工作的重點在於增聘本地飛行員及擴充機隊規模，人員編制亦逐步實行全職化，於是購入數款初級教練機進行訓練。後來由於啟德國際機場的升降十分繁忙，學員才改在外國的飛行學校接受訓練。

從 1990 年 7 月起，皇家香港輔助空軍購入的八架美國西科斯基 S-76 直升機（Sikorsky S-76）陸續開始服役，分別為三架搜救型 S-76A++ 及五架運輸型 S-76C。前者裝有紅外線夜視儀，具備執行夜間搜救任務的能力。服役超過 10 年的 SA365C1 海豚直升機，同年全部退出現役。1991 年，皇家香港輔助空軍執行了一次歷來最長程的海上搜救任務，一架最新服役的 S-76 直升機被派遣到 160 公里以外的水域，從船上救起一名患病的海員，並運回香港的醫院救治。

1990 年代初，基於香港的內部治安需要，皇家香港輔助空軍因應警方對更大型直升機的需求，再度從美國購入三架西科斯基 S-70A-27 直升機，用以運載飛虎隊及機動部隊人員。該型號是大名鼎鼎的軍用型 UH-60 黑鷹直升機的香港版，於 1993 年 3 月正式服役。除了治安任務之外，這款直升機也承擔搜救的任務。

自 1980 年代後期開始，皇家香港輔助空軍便已準備改變工作性質，由帶有濃烈軍事色彩的後備軍飛行部隊，逐漸過渡為 24 小時運作的政府空中支援部門。1993 年 3 月 31 日，皇家香港輔助空軍正式解散。當時共有 16 架飛機及 250 名人員，其中 45 人為兼職人員，全部於解散後即時退役。政府飛行服務隊（Government Flying Service, GFS）於午夜過

後的 4 月 1 日正式成立，並即時開始運作。原本的飛機、人員及設施，均自動過渡到新部門。皇家香港輔助空軍徽章上極具代表性的「隨時候命」格言，也繼續沿用至今。承載着這支空中隊伍精神力量的歷史、榮譽和傳統，因此得以永久保存下來，穿越悠久的歲月依舊默默影響和激勵着後來者。

政府飛行服務隊成立數年後，便開始以法國製的嶄新機隊全面替換繼承自「皇家香港輔助空軍」的美製直升機。三架歐洲直升機公司（Eurocopter）AS332 L2 超級美洲豹直升機（Super Puma），於 2001 年首先投入服務。五架同一公司生產的 EC155 B1 海豚直升機，亦於 2002 年開始陸續服役。這兩款直升機在隨後的十多年中，構成了守護香港天空的絕對主力，直至 2019 年左右才被七架空中巴士直升機公司（Airbus Helicopters）的 H175 獵豹直升機（Cheetah）分階段取代。

香港航空醫療的突破

到了世紀之交的 2000 年，本港的空中醫療支援服務雖然已經走過了四十多個寒暑，但一直都沒有專業的醫護人員在空中執行任務。和西方先進國家和地區相比，在空中救護水平上已經大幅落後，跟不上國際化大都市的發展需要，也滿足不了市民對高質素空中醫療服務的渴求。在這個時代背景下，香港的空中醫療支援服務迎來了歷史性的改革契機。

飛行醫療是一門既專業又富挑戰性的工作，無論診斷還是治療，都有它的獨特性和困難。在充滿危機的野外環境、醫療儀器缺乏和人手有限等惡劣的外在條件下，要求機組人員迅速為病人作出正確診斷和治療，同時要考慮飛行對危重病人的生理影響，以及面對狹窄機艙對醫務工作的各種制約，這些層出不窮的挑戰是飛行服務隊單方面不能完全解決的。

有見及此，政府飛行服務隊早在 1999 年已開始和醫院管理局（Hospital Authority）商討合作的可能性。當時由醫管局急症科中央協調小組主席鄭信恩醫生，擔任醫管局和政府飛行服務隊之間的聯絡角色。香港急症科醫學院（Hong Kong College of Emergency Medicine）則派出了資歷深厚的鍾展雄醫生、劉楚釗醫生和吳文豪醫生，一同參與三方合作計劃。其中吳文豪醫生曾在澳洲布里斯班一所大型醫院的急症室任職，工作範圍包括乘坐該院直升機前往偏僻的鄉郊小鎮，救治嚴重病人並把他們送返醫院，所以空中醫療經驗十分豐富。基於這個原因，吳醫生也把澳洲的航空醫療技術和經驗引入香港特區。

經過三方深入磋商，最終敲定透過徵募富急症處理經驗的醫生，繼而建立空中醫療隊的方案。政府飛行服務隊在行政及飛行安全培訓上作出多項安排，更主動向保安局提出重啟已凍結多年的輔助隊職能，以便醫生能以輔助隊隊員名義加入。透過這個計劃加入政府飛行服務隊的醫生，正確名稱為「航空醫官」（Air Medical Officer, AMO），但在社會上更廣為人知的稱號，反而是耳熟能詳的「飛行醫生」。

第一批徵募的飛行醫生，對飛行醫療可說是一無所知，他們必須接受一段時間的訓練，才能投入工作。訓練分為兩個方面，包括醫務和非醫務的範疇。在直升機各種工作程序和安全措施方面，全盤由飛行服務隊的機師和空勤員負責，為飛行醫生提供周詳的訓練。另一方面，醫療隊邀請了澳洲黃金海岸 Care Flight 醫務總監 Geoff Ramin 醫生作為導師，專程來港開展航空醫學上的培訓。

經過政府飛行服務隊、醫管局和香港急症科醫學院三方的協同合作，政府飛行服務隊的輔助空中醫療隊於 2000 年 8 月正式成立，團隊內終於擁有專業的醫護人員。輔助空中醫療隊以「把急症室帶到病人身邊」作為服務宗旨，以前香港缺乏高質素空中醫療服務的短板，終於有了根本的改變，在本地空中救護歷史中具有里程碑的意義。

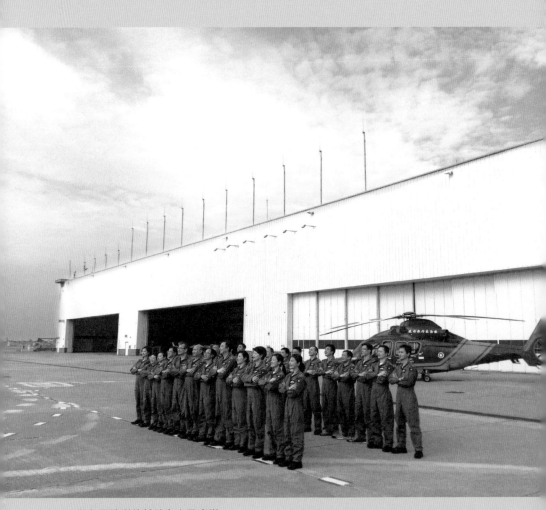
飛行服務隊的輔助空中醫療隊

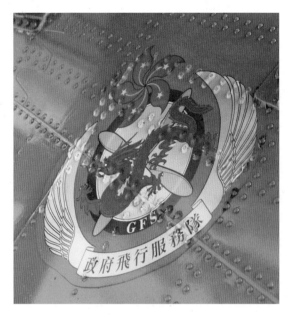

政府飛行服務隊徽章

　　首批 24 名獲招募的醫生，從 2000 年 1 月開始接受飛行醫療技術培訓，直到同年 10 月，輔助空中醫療隊終告投入運作。當時醫療隊裏只有醫生，他們很快就發現，沒有護士從旁協助，困難大增。畢竟在醫院裏，醫生很多時候習慣了發號施令，在戶外環境要他們清洗和包紮傷口都頗為吃力，極需要護士幫忙。於是在緊接着的 2001 年，政府飛行服務隊也招募了首批的「航空醫療護士」（Air Medical Nursing Officer, AMNO），並於同年稍後時間正式加入服務行列。和飛行醫生一樣，航空醫療護士也被俗稱為「飛行護士」。首批飛行醫生和飛行護士全部來自香港各所公立醫院的急症室，正職都是專業醫護人員，在飛行服務隊執勤僅屬義務性質的工作。

　　在前人不斷努力下，當今政府飛行服務隊輔助空中醫療隊的模式，最終得以確立下來。本地訓練出來的飛行醫生和護士，正如政府飛行服務隊的格言一樣，已做好「隨時候命」的準備，時刻守護香港的天空。

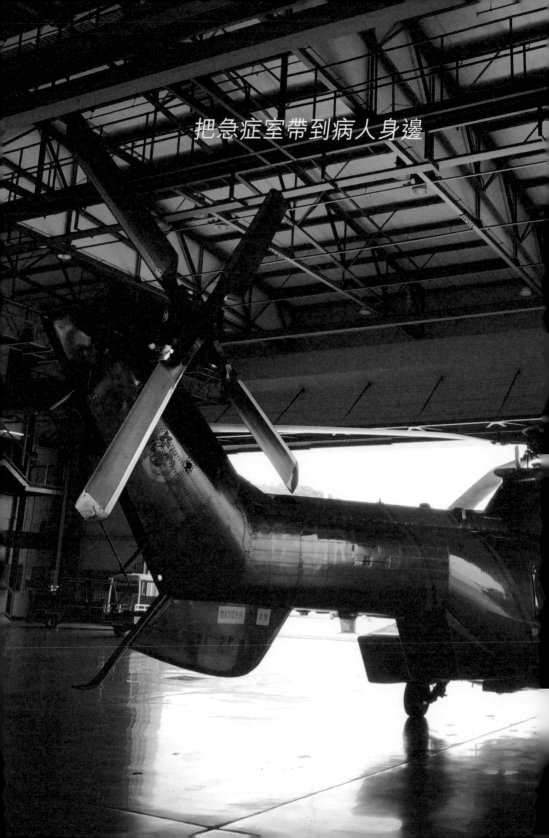
把急症室帶到病人身邊

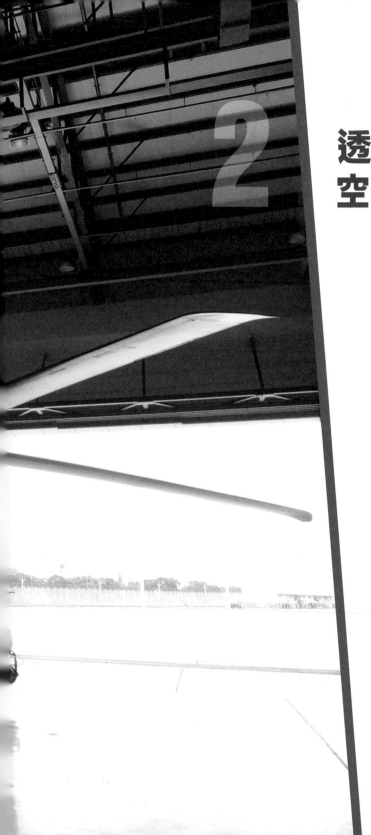

2

透視
空中醫療隊

七大主要任務

政府飛行服務隊是香港政府架構裏六支紀律部隊之一，成立的目的乃為政府各個部門，提供每星期七天、每天 24 小時的全天候空中支援服務。由於服務範疇涵蓋多重角色，因而被賦予眾多不同的職能，承擔起多種不同的任務。這些任務主要包括下列七項：

內部保安（Internal security）

因應警方要求，與各支陸上和海上行動單位攜手合作，執行廣泛的內部保安任務。例如，飛行服務隊的直升機時常需要提供諸如空運前線執勤人員、在空中進行交通監察及通訊等支援性工作。團隊也經常連同一名水警督察在空中巡邏，搜索走私及非法入境者。警方亦經常徵用配備先進儀器和可作長途飛行的定翼機，協助執行秘密的巡邏職務，以打擊走私、非法入境和販毒等犯罪活動。

以往飛行服務隊直升機的機身是漆成橙色和白色的，分外奪目，卻不利於警方在機密行動中對於隱蔽性方面的需求。因此，飛行服務隊大部分直升機的機身，後來都轉髹深灰色，以降低可視度，藉此減低被發現的機會。

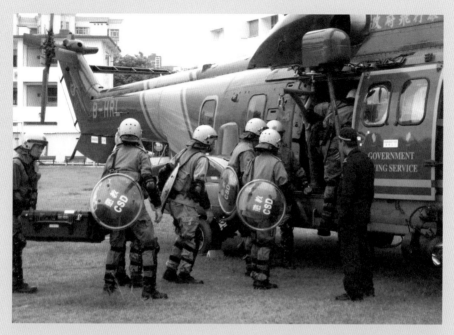

懲教署和飛行服務隊進行聯合演習。

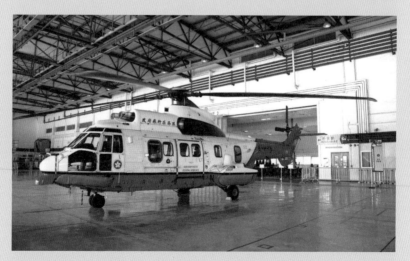

早期的直升機機身漆成橙白色，不利警方在使用直升機進行機密行動時隱蔽性上的要求。新機陸續更換成深灰色，飛行服務隊只有一架橙白色塗裝的超級美洲豹直升機。

撲救山火 (Fire fighting)

　　每年到了秋季，香港境內各處山火頻仍，就是飛行服務隊直升機頻頻出動的時節。撲救山火一般都是飛行服務隊、香港消防處以及漁農自然護理署聯合參與的跨部門行動。

　　超級美洲豹中型運輸直升機機身龐大，酬載量高，從設計之初就被賦予滅火的用途，而且特別適宜用作撲救山火。它除了設有一般的消防桶裝置外，亦可於機腹下裝上單缸滅火系統和滅火泡沫釋放系統，以增強滅火的功能。

　　根據過往的統計數字，飛行服務隊的超級美洲豹直升機，每年約有 300 小時的飛行時間用於進行撲救山火的任務。

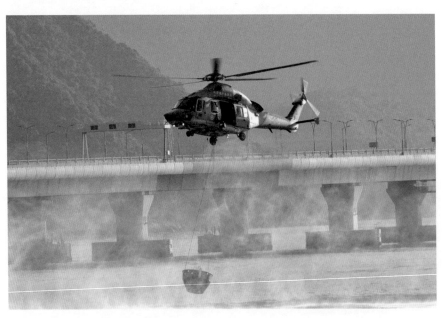

直升機正在為消防桶裝滿海水作救火之用。

空中測量（Aerial survey）

地政總署每年都需要更新香港的地圖。與這項工作相關的測量任務若全部在地面進行，必然十分繁瑣費時。於 2016 年末退役的捷流 41 型定翼機，以及於同年開始服役的挑戰者 605 型噴射機，經改裝後均設置了高質素的航空攝影機，每年都有力地支援跟繪製地圖相關的空中測量工作。

一般政府支援（General government service）

包括民政事務總署、海事處、民航處及政府新聞處在內的其他政府部門，時常需要使用飛行服務隊的直升機。例如，民航處需要直升機為香港國際機場跑道進行目視導航設備測試，主要為評核機場入口的夜間照明情況，提供空中拍攝服務。協助海事處查察涉嫌在本港水域排出油污的船隻，也是飛行服務隊的工作之一。如有需要，直升機還可以從空中向海上施放化油劑，協助清理油污。

此外，特區行政長官在視察偏僻地區時，會乘坐飛行服務隊的直升機。如有重要訪客蒞臨香港時，他們大部分都希望以最短時間遍覽這個國際性大都會，只有乘坐直升機才能收到這個效果。因此，遇到外國政要來訪，飛行服務隊不時要提供直升機作為空中暢遊的載具。

以上列出的四項，雖然都是政府飛行服務隊日常的主要任務，但由於工作性質與醫療沒有直接關係，所以遂行這些任務時，不需要飛行醫生和護士參與，只由團隊裏全職的機師和空勤員負責。

輔助性質的空中醫療隊，只參與以下三項與醫療相關的救援任務。換句話說，只有在以下三種情況，飛行醫生和護士才會聯同機師和空勤員，乘坐直升機出動執行任務。飛行服務隊向有需要的民眾提供這三類服務，是完全免費的。

搜索與拯救（Search and rescue, SAR）

搜索與拯救任務簡稱為搜救任務，包括了陸上搜救和海上搜救兩種。兩種搜救任務的性質以及所需的裝備和技能，基本上是相同的，只有細節上的少許分別。

陸上搜救一般在香港的郊野地區進行，在市內大廈林立、交通繁忙的地區極為罕見。郊野搜救個案甚麼類型都有，比較常見的類型包括了中暑、由高處墮下導致的嚴重創傷、摔倒導致的普通骨折和損傷、突發性心臟病、暈眩、燒傷、動物咬傷以及迷路等等。海上搜救的個案相對比較簡單直接，通常是海難的救援、搜索海上失蹤人士，以及支援在外海航行船隻上發生的醫療事故等等。

顧名思義，搜索與拯救任務的性質，就是先搜索，後拯救。直升機首先根據情報飛往肇事地點，在空中搜索遇險人士或船隻。發現目標後，拯救人員隨即伺機降落並進行現場搶救。搶救成功後則需要設法把傷病者運回直升機，並在返航途中施行各種監察和治理手段，以確保傷病者在機上的生命安全。

執行搜救任務時，直升機在返航階段一般直接飛往東區醫院主大樓的頂層停機坪，然後以升降機把遇險人士送到地面的急症室。若東區醫院停機坪因天氣狀況或其他原因不能供直升機降落，屯門醫院急症室對開的地面停機坪，亦可作為搜救任務的後備降落點。有極少數個案，遇險人士沒有任何嚴重傷患，搜救隊或會考慮把他們送回飛行服務隊總部，讓他們自行乘坐公共交通工具離開。

飛行服務隊的陸上搜救範圍涵蓋了香港境內所有陸地，包括了香港北部邊界以南以及各離島之上的所有土地。海上搜救的範圍，則從香港管轄的海域一直伸展到香港以南 700 海浬的南中國海，相等於香港以南 1,300 公里半徑之內的海洋範圍。由於該區域附近的越南和菲律賓等國沒有組建相應的空中救援單位，所以在該片廣袤的海域裏發生的任何海

事意外，政府飛行服務隊在接獲求救訊息後，均須出動履行國際人道救援責任。只要翻開海圖，就不難察覺政府飛行隊負責搜救的海域是非常廣闊的。

　　雖然飛行服務隊承擔起香港以南 700 海浬的搜救任務，但受航程所限，機隊裏只有挑戰者 605 噴射機可以飛得那麼遠，兩款直升機都無法飛到那個距離執行任務。AS332 L2 超級美洲豹是承擔搜救任務的主要直升機型號。在正常情況下，它最遠只能飛到香港以南 200 海浬的海域，在現場進行約半小時的搜救作業，而往返的時間各需約一個半小時。整個搜救作業的時間跨度，大約可以維持三個半小時。必要的時候，直升機可以在南中國海的海上鑽油台上降落加油，以延伸約 100 海浬的搜救範圍。即使如此，300 多海浬已經是搜救距離的最大極限，更遠的海域直升機就無能為力了。受制於救援直升機的航程，以往的海上搜救行動主要集中在香港周圍 400 海浬以內的水域。

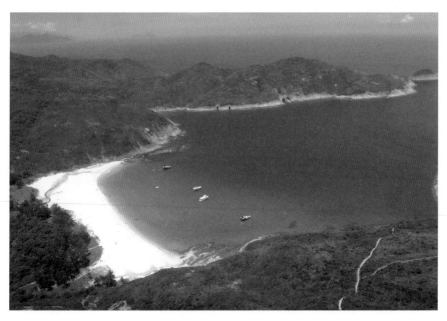

陸上和海上搜救任務是飛行服務隊的常見工作。

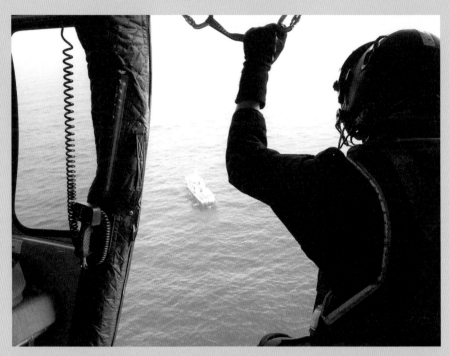

飛行服務隊時常和水警聯合搜索墮海失蹤人士。

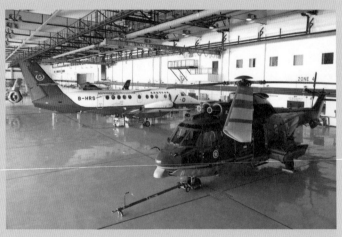

執行長程搜救任務時,需要定翼機和超級美洲豹直升機互相協同。圖中後方的定翼機是已退役的捷流 41。

鑒於超級美洲豹中型運輸直升機的航程不足，所以在長程搜救中，經常需要航程更遠的定翼機提供協助和支援。挑戰者 605 型噴射機就經常被用作長距離的搜救行動，負責初步搜索。在實際操作中，飛行速度較快的挑戰者 605 型噴射機通常會首先抵達肇事地點，隨即開始現場搜索。當發現在海上漂浮的遇險者後，噴射機先伺機向待救人士附近的海面空投救生艇，讓他們不至遇溺身亡。挑戰者 605 的另一項工作，是作為搜救現場的空中指揮，不間斷地監察着肇事海面的情況，並引領超級美洲豹直升機前往現場加入救援行動。如果意外地點超出超級美洲豹直升機的航程範圍，挑戰者 605 型噴射機亦可以發出訊號，要求駛經附近的船隻前往協助。

在搜救任務中，傷病者的正確位置和身體狀況在搜救隊出發前無法準確預計，令這項任務充滿不確定因素，挑戰性和危險性因此也較其他兩項醫療支援任務更高。由於飛行距離遠，滯空時間長，傷病者的人數也可能較多，所以這項任務會由負載能力較強的 AS332 L2 超級美洲豹承擔。執行搜救任務的直升機小隊成員人數也較其他任務多，一般由正副機師兩名、空勤主任兩名、一名飛行醫生及一名飛行護士，共六人組成。

在颱風或其他天災期間，及至天災過後，飛行服務隊都會忙個不停。除了進行搜救外，還須負責運送政府人員到災區視察、調查公共設施的損失情況、空運應急物品，以及把傷病者運送到醫院等各類的善後工作。

空中救護服務（Casualty evacuation, Casevac）

香港水域之內 250 個島嶼星羅棋布，在這些地形和面積各異的島嶼上，只有少數幾個設立了小型醫院和診所，為島上的居民提供簡便的醫療服務。興建在島嶼上的監獄或戒毒所，也設置了一些小型的醫療設施。空中救護服務的目的，就是從這些小島上條件比較簡陋的醫療單位，把病情比較嚴重的病人以直升機快速轉送到市區設施完善的醫院。基於這

個需要，空中救護服務自然而然地成為了空中醫療隊的第二項任務，同時也是執行最多的一項任務。飛行醫生和護士在轉運的過程中，需要為傷病者提供適當的醫療支援。

香港的面積只有 1,100 多平方公里，從偏遠小島飛往市區的直升機降落點，需時一般不會超過 15 分鐘。由於航程不遠，滯空時間較短，病人人數每次一般只有一位，因此空中救護服務通常以體型較小的 EC155 B1 海豚中型運輸直升機承擔。執行這種任務的直升機小隊成員人數也較少，一般由一至兩名機師、一至兩名空勤主任，另外視乎病情的嚴重程度，再加上一至兩名飛行醫護人員組成。在正常情況下，提供一次空中救護服務只需派遣三名成員，如果要配合訓練或病人病情極端嚴重，則可能最多出動五至六名隊員。從人手分配的角度來看，執行這種任務，飛行醫生和護士很多時候都要分開，只由其中一人獨自執勤，另一人則留守總部，等待可能隨時出現的另一項任務。

空中救護服務的主要服務對象包括長洲醫院，位於大嶼山、南丫島和坪洲上的所有政府普通科門診診所，以及附設於各離島懲教所內的小型醫院。其中，長洲醫院是本港各離島中規模最大的醫療機構，服務的病人也最多，所以亦順理成章地成為空中救護服務的最大「客戶」。超過一半的空中救護服務個案，都是由長洲醫院提出申請的。

當小島上的診所和醫院需要飛行服務隊的病人轉運服務，執行任務的直升機須在服務承諾的時間內，飛抵那個小島上的指定停機坪。島上的救護車負責把病人從醫療機構送到停機坪。飛行醫生或護士在停機坪附近的空地接收病人，並進行病情評估，只有在確定情況穩定之後，才會把他們送上直升機，繼而轉送市區。

海豚直升機機艙的空間狹窄，每次只能運送一名躺在擔架牀上的病人。在運送途中，飛行醫生和護士的工作，主要是一直監察着病人的維生數據。如有需要，醫護人員在機上可以額外給予一些必要的治療，但這種情況並不常見。

根據預先制定的方案，大部分空中救護服務中的傷病者，都被送到灣仔金紫荊廣場旁的直升機停機坪降落。然後，會轉交正在等候的救護員，以救護車送到指定醫院。小部分極端嚴重的病人會被直接送往建有直升機停機坪的醫院。當今，本港只有東區尤德夫人那打素醫院和屯門醫院設置供直升機降落的停機坪，而後者現時只作為後備停機坪之用。當受到惡劣天氣或其他原因影響，東區醫院頂層停機坪不能提供服務時，直升機才會轉飛屯門醫院降落。

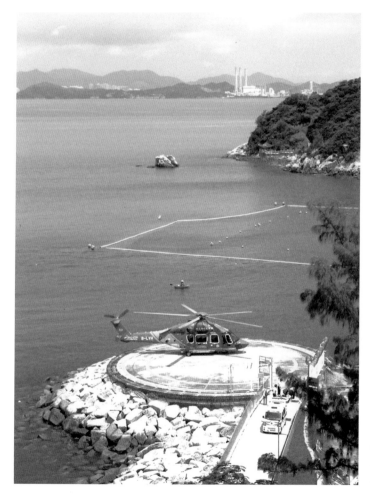

直升機經常降落長洲島上這個指定的直升機坪。

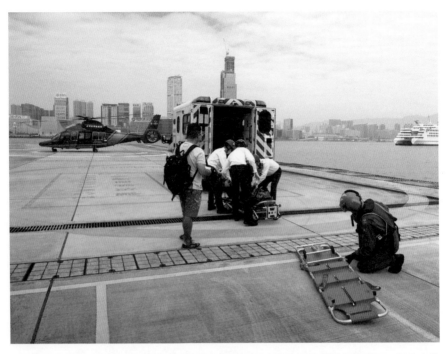

執行空中救護服務時，海豚直升機常把病人送到灣仔金紫荊廣場附近的停機坪，再交由救護車轉往瑪麗醫院。

　　空中救護服務是輔助空中醫療隊日常負責的兩項主要任務之一，同時也是兩者中出勤次數較多的一項。這項任務與搜救行動最明顯的不同之處，在於空中醫療隊在接觸病人之前，病人已曾接受其他專業醫護人員的初步診治，病歷比較完整，因此對病情的掌握也比較透徹。病人的各項生理指標，比搜救行動中那些從未接受任何治療的傷者較為穩定，病人身處的地理環境也較安全，所以挑戰性和難度相對較低。

　　根據政府飛行服務隊官方網站的公開資料，於我退役的 2018 年，部隊共執行了 1,781 次空中救護服務，而搜救任務只有 442 宗。也就是説，空中救護任務的平均數字約為每月 148 宗，搜救任務約為每月 37 宗。概括而言，近年來空中救護服務的個案約為搜救任務的 3 至 4 倍。

公路拯救（Roadside rescue）

　　設立這項任務最主要的目的，是借助直升機可以越過堵塞的交通，直接在肇事現場附近降落的特性，還有它具有的快速機動能力，為嚴重的交通意外提供及時的拯救支援服務。

　　雖然這個概念很理想，但實行起來卻受到不少限制。由於直升機在公路旁降落，必定會對附近的交通造成極大影響，也對現場的駕駛者和路人造成一定危險，所以交通事故如果要「勞煩」直升機出動，必須滿足下列幾項條件。

　　第一，必須是涉及眾多死傷者的嚴重交通事故。

　　第二，由於發生交通意外的公路兩旁，有不少諸如路燈、石壆、鐵欄等障礙物，還有眾多車輛和進行救援的拯救人員在場，直升機在降落路面時容易發生意外。為了防止這類事故，只有當嚴重交通事故發生在清晨 7 時至日落之前，而且直升機在光線充足、機組人員容易視察地面環境的情況下，才會派遣直升機和人員執行這類任務。

　　第三，經過指揮官的現場初步評估，預計消防員需要超過 15 分鐘，才能救出意外中車輛殘骸中的傷者。

　　第四，由於交通阻塞和路途遙遠等因素，經現場評估後預計救護車需要超過 10 分鐘，才可以把傷者送抵醫院。

　　另外，直升機要在公路上降落，路面必須十分寬闊，至少需要三條行車線才可以辦得到。因此，本港適合直升機降落的公路只有四條，依次分別是三號、四號、八號和九號幹線公路。

　　受到各項客觀條件的限制，要滿足以上所有要求，並不是一件容易的事，因此飛行服務隊極少執行公路拯救任務。不難理解，這也是空中醫療隊承擔得最少的一項任務。十多年來，公路拯救個案只有區區的單位數字。

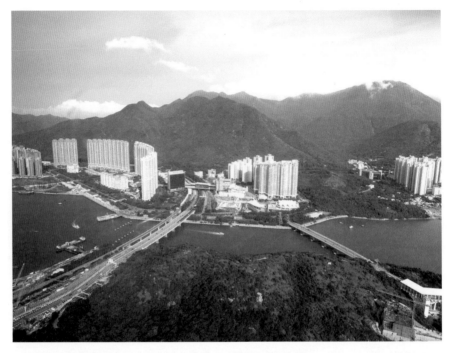

全港只有四條幹線公路可以滿足直升機執行公路拯救任務的條件，相中左面的是其中之一的八號幹線。

空中救護服務的分級制度

　　空中救護服務（Casevac）的核心工作，如前所述，就是透過直升機以空運的方式，把離島上的嚴重傷病者迅速送往市區設備完善的醫院，繼而接受更詳盡的檢查和治療。空中醫療隊的醫生、護士以及空勤員，需要在這個過程中為傷病者進行密切的監測和適當的治療，確保他們在運送途中的生命安全。

　　為了更有效率地運用資源，飛行服務隊和各離島的醫療機構經過磋商後，制定了一套轉運的分級制度，把病人按病情的嚴重程度分成三級，以決定運送的先後次序和降落的地點。

　　第一類是最嚴重的 A+ 級，代表生命或肢體受到即時威脅，生命表徵極不穩定的病人。政府飛行服務隊對這一類個案的服務承諾，是在收到轉運請求的 20 分鐘以內，到達求助機構附近的指定直升機停機坪，並且以最快捷的方式把病人直接送往東區尤德夫人那打素醫院頂層停機坪降落，然後轉交設在地面的急症室。

　　第二類是 A 級，代表生命受到潛在威脅，呈現邊緣性生命表徵的病人。政府飛行服務隊需要在收到這一類病人轉運要求的 20 分鐘以內，到達求助機構附近的指定直升機停機坪，並且把病人送到灣仔金紫荊廣場附近的直升機坪，再由救護車轉往瑪麗醫院急症室。

　　第三類是最輕微的 B 級，代表生命表徵穩定，但病情有機會惡化的病人。政府飛行服務隊對這一類病人沒有特定的服務承諾，他們可能需要等候一段頗長的時間，才得到直升機的轉運服務。直升機會把他們送

往灣仔金紫荊廣場附近的停機坪，並由救護車轉送到瑪麗醫院急症室。另外，從晚上 10 時到第二天早上 7 時這段時間內，飛行服務隊不向這類病人提供空中救護服務。最主要的原因，是直升機飛行時產生的噪音頗大。在晚間寧靜的環境，直升機升降產生的噪音，會對離島居民造成不少滋擾。而且這類病人情況並不嚴重，即使沒有直升機的轉運服務，也可以使用諸如水警輪和渡輪等水上交通工具到達市區。

為需要轉運的病人作出正確的評級，是向飛行服務隊提出空中救護服務要求的離島醫療機構的責任，也是由該等醫療機構的醫生或護士履行的工作。飛行服務隊根據病人被給予的等級類別，依照預先制定的方案執行轉運任務。若病人的情況在任務過程中急劇惡化，又或承擔空中救護任務的組員發現分類存在偏差，未能如實反映病情的嚴重性，組員可在執行任務的過程中將病人的分級調高，從而作出相應的處理。

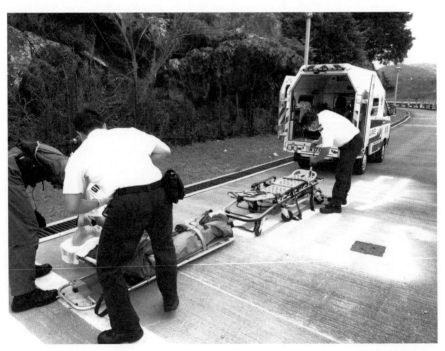

消防處的救護員和飛行服務隊的空勤員，正在離島的直升機停機坪外進行病人交接工作。

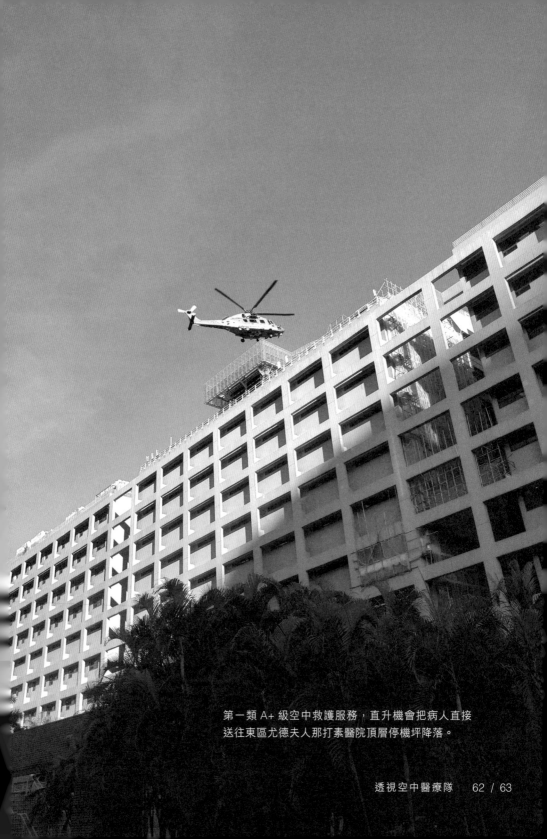

第一類 A+ 級空中救護服務，直升機會把病人直接
送往東區尤德夫人那打素醫院頂層停機坪降落。

無論任何天氣

政府飛行服務隊是保安局轄下的一支紀律部隊,就如消防處和警務處一樣,是在最前線工作的紀律隊伍,必須絕對服從命令。正如從政府飛行服務隊的悠久歷史中傳承下來的格言一樣,GFS 一年 365 天、每天 24 小時全天候從不間斷地隨時候命,哪裏有危險,就到哪裏去。當接到出發的命令,無論當時的天氣狀況如何,都必須火速出動執行任務。因此,每一位資歷豐富的飛行服務隊行動組隊員,包括輔助性質的飛行醫生和護士,都必定經歷過各種天氣狀況的洗禮。日曬雨淋、狂風暴雨、嚴寒酷暑、行雷閃電、薄霧濃雲等等情況,對於每一名擁有數年工作經驗的隊員來說,都絕非甚麼新鮮的事物。

雖然如此,並不等於飛行服務隊完全無視天氣情況,任由機組人員在惡劣的氣象條件之中冒險。恰好相反,機組人員的安全必然是執行任務時最重要的考量,而天氣狀況是其中一個對飛行安全構成最直接威脅的因素。因此,機組人員在執行每一個任務前,都必須了解當時及當天稍後時間的天氣情況及變化,對潛在的威脅作出相應的考慮和部署,以策安全。

日出時間、日落時間、月出時間、月落時間、溫度、能見度、風向、風速、氣壓、晴天、雨天、行雷、閃電、濃霧等等的天氣狀況,都直接影響飛行質素與安全,對於飛行服務隊而言,這些都是十分重要的參考資料。在 GFS 總部的飛行指揮及控制中心之內,不少電腦都特別連接天文台的網站,實時監察天氣變化,以及未來一段時間內的天氣預報。每天當值隊員換班的例行簡報會上,負責簡報的隊員必定把重要的天氣數

據宣讀出來，讓剛上班的同事準確了解當天的天氣變化。每次起飛出發前，機組人員都必須對當日特殊的天氣因素作出考慮和相應的處理，以確保隊員能順利安全地完成任務。

機上的酷熱與嚴寒

每到炎夏的週末和假日，就是市民大眾進行戶外活動的好日子，本港的各個郊野公園漫山遍野都是人。這也是直升機頻繁出動的時節，因為正是郊野意外頻生的日子。直升機艙雖然裝置了空調設備，但效能卻不十分理想。很多時候直升機還未起飛，搜救隊員們已經熱得汗流浹背。在仲夏氣溫三十多度的日子，直升機通常要敞開機門飛行，讓外面撲進

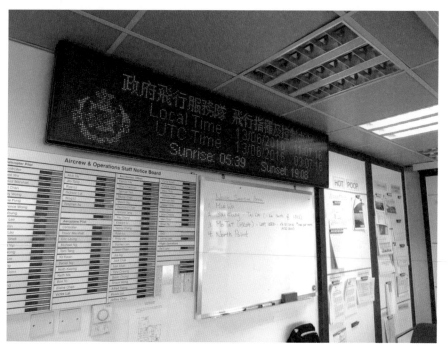

飛行指揮及控制中心的電子告示板上，清楚列明當天的日出及日落時間。

來的清風為機艙降溫。即使如此，飛行於高山深谷之間的救援人員，依然經常渾身濕透，為拯救中暑的郊遊人士而疲於奔命。

夏天在直升機上工作熱得要命，但六個月後來臨的冬天，也不一定會讓人好過。即使穿上額外的飛行夾克，高空中的寒流依然冷得要命，往往叫人瑟縮發抖。冬天的嚴寒天氣，雖然不能阻攔郊遊人士的決心，但往往卻能絆倒他們的雙腿。當他們被困在結冰的山嶺之上，也就是直升機義無反顧升空之時。2016 年 1 月 24 日，香港經歷了 59 年來最寒冷的一天，逾百名郊遊人士被困大帽山山頂，路面冰封濕滑，動彈不得。飛行服務隊奉命前往搜救期間，由於那個高度的溫度太低和風速極高，機身溫度驟降至零下 10 攝氏度。凍雨打在機身後產生結冰現象，對飛行效率和安全造成嚴重影響。機上的拯救小隊為安全起見，唯有暫時放棄任務，迅速撤離，要待溫度稍為回升，才可再次出動。這是嚴寒天氣導致飛行服務隊放棄任務的極罕見例子。

雷電風暴交加時

在大部分人眼中，行雷、閃電、強風等自然現象，都稱得上極為惡劣的天氣。在這些日子，普羅市民都會選擇留在家中避免外出，以防招致人命和財物損失。但這些天氣狀況對飛行服務隊來說，卻是正常不過的事，根本不足以讓直升機畏首畏尾地滯留在停機坪。

在雷電交加的日子，直升機是可以正常飛行的。若飛行期間直升機在空中被雷電直接擊中，有賴於機身表面佈滿良好的導電體，電流只會流過機身，對機內乘客並不構成危險，最壞的情況只是在機身留下細小的燒蝕洞口。若直升機在雷暴中起飛時不幸被閃電擊中，因為機輪仍接觸地面，反而有較高的機會導致機內人員傷亡。有見及此，每當飛行服務隊總部兩公里範圍內位置正是雷暴警告生效時，按規定直升機必須在設置有避雷針的機庫附近空地起飛，避免在地面被雷電直接擊中而導致人命傷亡。

風暴同樣不會使飛行服務隊的直升機卻步。強風不但不會吹翻空中的直升機，反而對直升機飛行帶來意想不到的好處。若順風飛行，直升機借助風勢會飛得更快、更省油。若逆風飛行，風勢亦會增加直升機的升力。因此，在風暴中進行懸吊升降作業時，直升機機首一般都是正面迎風的，藉此提高升力效應。這就解釋了何以在八號，甚至十號風球高懸時，仍能見到 GFS 的直升機像蜻蜓一般，即使被氣流吹得左搖右擺，仍堅毅地在空中拍着纖細的翅膀，咬緊牙關挪動着柔弱的身軀，義無反顧地奔向心中的目標。地面上的人若偶然看到這個情景，或許在驚愕之餘也會疑惑不解，何以在風暴強得足以把地上一切物件吹翻的情況下，這架形單隻影的直升機依然如此固執？難道機上的人，真的一點也不害怕嗎？

機上的人員若有機會回答，我深信他們必然會如此說：「當然會害怕。但如果我們不去，誰去？」

真正對飛行構成嚴重威脅的，是因暴雨或濃霧而大幅降低的能見度（Visibility）。道理很簡單，如果機長或空勤員無法看清直升機附近的環境，就容易撞上障礙物而導致墜機。根據飛行服務隊的安全守則，一旦香港天文台發布能見度低於兩公里的消息，GFS 就會停止一切與緊急醫療救援無關的飛行任務。在接到性命攸關的求助個案時，若取得機組人員的一致同意，直升機仍會出發到現場作實地視察，看能否執行任務。萬一能見度實在極差，危及飛行安全，任務就必須取消，直升機也就只能返航。

基於相同原因，直升機為了確保飛行安全，會避免進入雲中飛行。執行搜救任務時，若遇險人士身處的位置正在雲層或濃霧之中，直升機就不能直接飛抵肇事地點進行拯救。若遇到這種情況，直升機可以先把民安隊山嶺搜救中隊的拯救人員運到雲層或濃霧下方的位置，然後由他們步行上山搜索遇險者。找到目標人士後，他們可以自行運送傷者下山，或把傷者送回雲層或濃霧以下的位置，再由直升機運走。

晚上的郊外雖然一片漆黑，但並不影響直升機執行任務。每天的日落和月出時間之所以對飛行服務隊重要，就是因為在失去了太陽作為環境光源之後，機組人員必須攜帶夜視鏡執行任務。飛行醫生和護士由於只是輔助隊員，當值的時間有限，缺乏在夜間執行任務的經驗，所以不需在夜間值勤，也不需使用夜視鏡。

香港的夏天酷熱難當，山野意外卻頻繁。

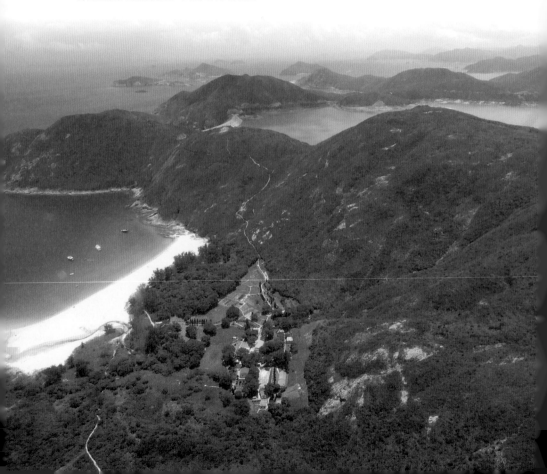

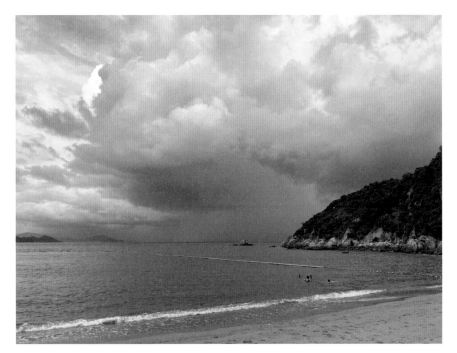

能見度影響飛行安全，圖中右方的能見度明顯比左方差。

執行搜救任務時，直升機只會在雲層之下進行搜
索，雲層以上的高山由民安隊山嶺搜救中隊負責。

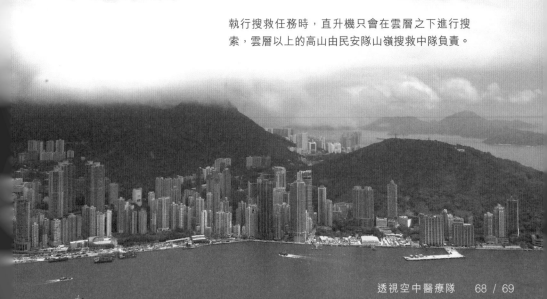

危機處處的工作環境

一直以來，政府飛行服務隊都是其中一隊最受市民歡迎的紀律部隊。除了隊員們一身帥氣的制服別具英雄氣概之外，最讓大眾羨慕的，或許是隊員可以乘坐直升機到各地執行任務。這種看法表面上是成立的，因為着實不是太多人有這種機會，以這種極富挑戰性的工作作為職業。但飛行服務隊機組人員平常面對的工作環境，既艱難又危險，卻並非每一個對這支隊伍有所憧憬的人都可以想像得到。

屈身、撞頭、喊破喉嚨

從表面上看，直升機的機體龐大威武，但實際上，機艙的內部空間放置了各種儀器和用具之後，便變得十分狹窄侷促。機艙的頂部低矮，比一名正常成年男子的身高要矮得多，因此隊員在機上走動時都要彎起身子，以免自己的頭撞上機艙頂部。機艙內部狹小的空間，為隊員在執行任務時帶來諸多不便，也對隊員的活動造成不少掣肘。一般而言，在機上進行所有與病人護理相關的活動，醫生和護士都是以半蹲或跪着的姿態完成。這些動作都不是人體工學的最佳姿態，所以做起同一件工作來，效率也會大打折扣，同時要耗費更長時間，因為跟站立用力的方式不同，容易令人疲倦和受傷。

飛行服務隊近年較常使用的三款直升機，分別為獵豹、超級美洲豹及海豚多用途中型運輸直升機。這三種直升機都是公務機，而不是作商業用途的豪華機型。機艙內部的配置以實用為主，沒有過多裝飾，主要是稜角分明的粗獷型設計。在正常的 1,500 英尺巡航高度飛行，直升機

容易受氣流影響而搖擺，機組人員的頭部也因此不時撞向艙壁或舷窗。為了避免受傷，飛行時必須戴上頭盔作保護之用。頭盔頗為厚重，所以在任務數目較多的日子，經常會導致肩頸痠軟甚至疼痛的情況。不少隊員因為長期佩戴沉重的頭盔，更出現頸椎退化的慢性疾病。

直升機的發動機和主旋翼在飛行時，會產生很大的噪音，機組人員必須透過頭盔上的通話器，才能保持互相溝通。但機上的病人和陪同人員，是沒有配備通話器的。因此，與他們溝通就變得頗困難，需要喊破嗓子大聲呼叫，或改用其他方式溝通。也因為噪音問題，平時醫生常用的聽筒，在直升機內基本上是沒法產生作用的。如此種種，便對病人的評估工作設置了重重障礙。長時間在嘈音環境工作，也使人容易疲倦，降低工作效率。這種影響在長程搜救任務中尤為明顯。

院前救護的限制

不少人以為，醫生和護士都是專業人士，只要掌握了知識和經驗，在哪裏工作都一樣。然而，這種想法只是把實際情況看得過於簡單，並不十分正確。醫生護士在飛行服務隊裏擔任的工作，屬於院前（Prehospital）救護任務。院前和院內的工作環境，是兩個截然不同的世界，有顯著的差異。在醫院裏能夠獨當一面的醫護人員，並不一定意味着在醫院以外也可以得心應手。

與飛行服務隊的飛行醫生和護士相比，在醫院裏工作的醫護人員可謂十分幸福，能使用到的設施簡直可說奢侈豪華。首先，醫院的室內環境不但安全，而且極為舒適。現代化的醫院設有空氣調節功能，不受惡劣天氣影響，不用擔心日曬雨淋。另外，人手方面也比較充足，除了有來自不同科目的醫生以外，還有護士、職業治療師、物理治療師、放射師，以及由各類其他支援人員組成的龐大團隊，攜手協力一起救治病人。無論病人患上甚麼罕見和嚴重的疾病，都必定可以得到合適的醫護人員為其診治。再者，醫院裏各類檢測和治療設備齊全，心電圖、X光、

超聲波、電腦掃描、磁力共振、手術室等等，一應俱全。只要醫生認為有需要，就可以安排使用這些服務。醫生還不用擔心藥物和血液製品短缺的問題。只要用得着，即使醫院藥房和血庫已耗盡某種藥物或製品，都必定能夠透過另外一些方法獲得。

飛行醫生和護士卻沒有這些優厚得讓人唾液直流的待遇，日常的工作環境，與醫院的情況儼如天壤之別。院前救援工作的性質，使空中醫療隊必須時刻面對各式各樣難以完全預料的困難和危險。

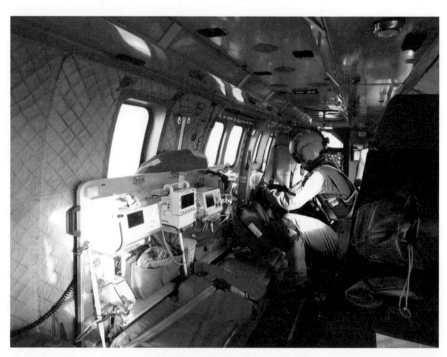

直升機上空間有限，醫療儀器、藥物及支援人員亦極為短缺。

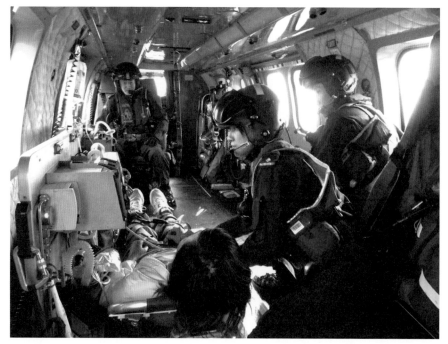

飛行醫生、護士在機艙內為病人診治時的姿勢和位置，要按機內空間調整，與醫院內的情況明顯不同。

臨場應變能力

　　在戶外工作，受天氣的影響很大，這方面的情況在上一篇已經闡釋過，在此不再贅述。在實際的工作環境方面，隊員經常要在懸崖峭壁、高山密林、小溪石澗、海邊岩岸，甚至海上航行中的漁船和巨輪上執行任務。這些地形環境固然危險，稍一不慎便會出現意外，對慣常在室內工作的醫護人員而言，已經是很大的挑戰。再者，要降落在這些地形執行任務，很多時候都要用到懸吊升降（Winching）的方式，而這種升降方式本身就具有一定的危險性。無論是直升機的擺動或半空中的氣流等因

素，都有可能令到升降中的人員在半空撞向障礙物，甚至使鋼索纏上垂直的物件，足以造成人命傷亡意外。而且直升機在進行垂直懸吊升降作業時，高速旋轉的主旋翼有可能撞上附近的懸崖峭壁，導致墜機的嚴重事故。因此，在熒幕上出現的壯觀搜救場面，背後卻是鮮為人知的危機處處。

即使能夠成功降落這些危險地形，後續的救援工作也絕不容易。平常在醫院裏面，嚴重的病人都是被放置在病牀上接受搶救的，但在院前的救護環境，病人的擺放方式受到地形因素的嚴重掣肘，拯救隊員只能把病人放置在崎嶇不平的地面，旁邊可能就是百尺深淵、潺潺小溪、黃沙飛舞的沙灘，或枝葉交錯的草叢和樹林。在這些陌生的環境搶救病人，無論施行救護工作時的姿勢和位置，都和平時大不相同。即使進行相同的醫療程序，所需的時間都要比平常延長不少，也比在醫院裏困難得多。在這些危險的地形若發生任何意外，遇險者和搜救人員雙方都有因失足墜下而受傷的風險。

與此同時，到達遇險者身旁進行拯救的隊員人數，一般只有三人，能攜帶的醫療器材和藥物種類都不可能太多。在搜救任務中，無論人員、設備與藥物都無可避免地極為有限。即使成功把遇險者運送到直升機上，機上的醫療資源仍然捉襟見肘。拯救隊員只能憑藉優秀的臨床技巧，因應每個不同的個案隨機應變，以良好的團隊合作精神化解最迫切的問題。

由於空中醫療隊的隊員時刻要面對形形色色的困難、危險和挑戰，所以自身能力不足、無法承受壓力的人都難以持久承擔這份工作。每一名在團隊裏堅持下來的隊員，必定是體能和意志皆堅韌不拔的人。把他們稱為天上的精英，絕不為過。

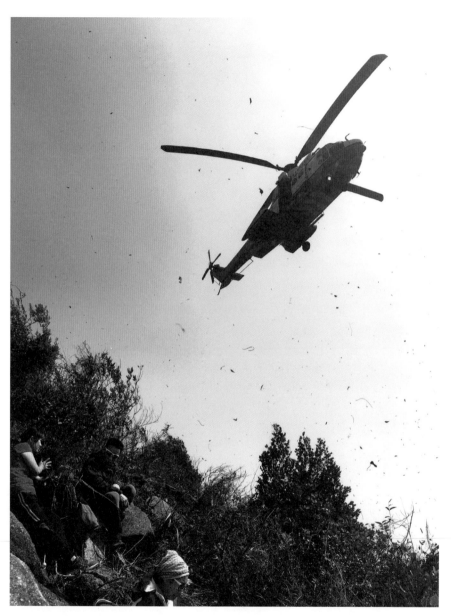

在險要的地勢進行垂直懸吊升降作業，具有一定的危險性。

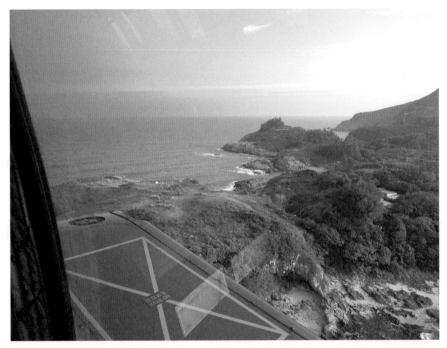

香港擁有眾多美麗的海岸線，但在這些地方執行救護工作並不容易。

直升機需要找地勢較平緩的地方降落，
有時可能跟肇事現場有些距離。

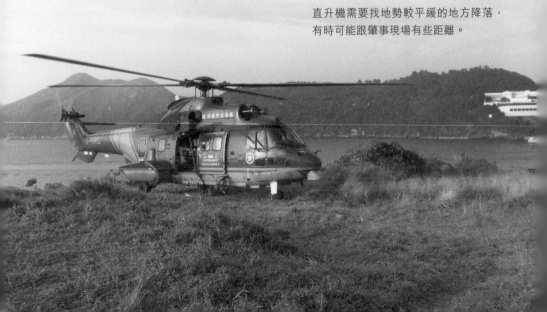

空中醫療隊的人員編制

　　政府飛行服務隊的輔助空中醫療隊，是政府飛行服務隊、醫院管理局和香港急症科醫學院三方，經過緊密的研究、磋商和籌備之後，於2000年正式創立的。當年，醫療隊成立的宗旨是「把急症室帶到病人身邊」。顧名思義，就是把急症室的專業人員、儀器和技術，藉着飛行服務隊的直升機，以空運的方式快速送到有需要的傷病人士身邊，為其提供迫切的醫療服務。

　　空中醫療支援服務的工作性質，涉及跨界別的專業人員和技術，缺少了其中任何一個環節，都不可能獲得成功。為了同心協力達成共同的目標，香港政府飛行服務隊提供了直升機和專業的機師及空勤員，醫院管理局提供了受僱的醫生和護士，香港急症科醫學院則提供了所需的急症醫學技術和經驗。除了人手和設備之外，參與各方亦為對方人員給予培訓上的支持，以增進另一個專業界別人員的知識和技術。例如，政府飛行服務隊為每位成功加入空中醫療隊的飛行醫生和護士，提供了各種與飛行相關的操作和安全訓練，確保隊員掌握在直升機和戶外環境工作的各種必要技能。同樣地，香港急症科醫學院亦為飛行服務隊的空勤員，提供了各類基礎的急救技術訓練和評核，確保他們在缺乏飛行醫生和護士支援的情況下，也能夠獨自為傷病人士提供緊急、適切的醫療護理。

　　空中醫療隊屬於飛行服務隊的輔助部隊，成員全都不是隊伍的正職人員，不能享受全職人員各種包括薪津、醫療和房屋等福利。每位飛行醫生和護士均以輔助部隊成員的名義加入飛行服務隊，就像醫療輔助隊等其他各支輔助部隊的成員一樣，只在工餘時間參與空中醫療支援服務。

醫生與護士同樣重要

　　政府飛行服務隊在空中醫療隊成立之前，沒有正職的專業醫護人員。在眾多需要履行的職能之中，提供空中醫療支援服務只是其中之一，都是由隊中的全職機師和空勤員遂行的。無論機師和空勤員，以往都沒有接受過正式的醫療訓練，所以在各類型的空中支援任務中，最主要的工作是儘快把傷病人士送往醫院，而當時急救服務的水平有極大的改善空間。空中醫療隊在 2000 年正式成立後，飛行服務隊終於首次擁有專業的醫護人員，協助執行空中醫療支援任務，使這類服務的質素得到突破性躍升。輔助空中醫療隊的成立，在香港的飛行醫療歷史中，因此具有標誌性的意義。

　　2000 年首批加入空中醫療隊的只有飛行醫生，全部來自醫管局轄下各間公立醫院的急症室。在空中醫療隊成立之初，因為沒有先例可援，亦為了儘快組成足夠的規模投入服務，所以首批隊員不是透過公開招募形式獲得錄用，而是特別邀請進入隊伍。首批飛行醫生因此全是香港急症醫學界裏頗有名望的人物，當中不乏在各大急症室身居要職的管理階層人員。

　　在醫院內，醫生和護士是緊密的合作夥伴，時刻需要以團隊合作方式為垂危病人拯救生命。救治過程中，醫生作出的很多決定，其實必須由護士來執行，才能達成治療目的和效果。假若失去了任何一方的參與，救治的工作必然事倍功半。當時的醫療隊成立不久就發現，院前的工作環境原本已經極端惡劣，若再缺少了護士的協助，飛行醫生根本就寸步難行。於是在緊接着的 2001 年，空中醫療隊相應加入了首批的飛行護士。和飛行醫生一樣，首批飛行護士也是全部來自本港的各所急症室。

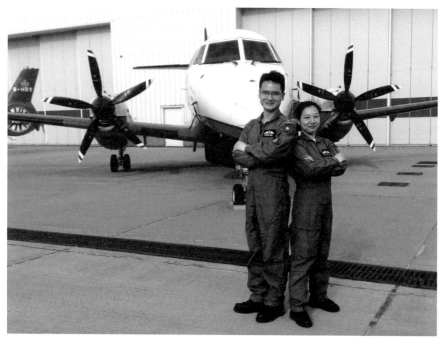

醫生和護士在醫院裏是最緊密的合作夥伴，在空中醫療隊也一樣。

　　首批飛行醫生和飛行護士全都由工作經驗豐富的急症室醫護人員擔任，是經過周詳考慮之下的決定，完全合情合理，並非特別厚待急症科。最主要的原因是，空中醫療隊遭遇的個案包羅萬有，有男有女，有老有嫩，病症類型涉及所有醫學專科，嚴重性方面涵蓋各種不同的程度。這種狀況跟急症室的日常工作十分相似，對於急症科醫生護士來說也是駕輕就熟，只需經過直升機相關工作的專門訓練，就能快速投入服務。這種優勢，是其他醫學專科的醫護人員難以比擬的。

　　飛行服務隊空中醫療隊的工作性質，是以院前救護為主的，這和在醫院裏當醫生護士有根本性的差異，挑戰性和難度也比在醫院裏工作大

得多。由於不是每位醫生和護士都擁有強健的體魄足以應付戶外工作，也並非所有人都具備堅韌的心理質素面對各種壓力和危險，所以空中醫療隊不時有隊員因為各種原因而主動申請退役。尤其在飛行醫生方面，流失率一直頗高。有鑒於此，空中醫療隊平均每約三年就公開招募一次新隊員，以填補流失的人手空缺。在成立至今的 22 年來，空中醫療隊平均保持飛行醫生和飛行護士各 30 餘名。直至現時為止，飛行護士仍然全部來自各公立醫院的急症室，而飛行醫生則加入了小部分其他專科醫生，包括外科、骨科、麻醉科和深切治療部的同儕。雖然自成立起已事隔兩個十年，期間曾有設立全職職位的構想，但至今無論是飛行醫生或飛行護士，依舊只屬輔助性質的志願工作，團隊裏仍然沒有正職的醫護人員。

專業工作，義務身分

正式來説，飛行醫生和飛行護士的官方職銜分別為航空醫官（Air Medical Officer, AMO）及航空醫療護士（Air Medical Nursing Officer, AMNO）。為了淡化軍事色彩和便於溝通，在內部溝通和對外宣傳上普遍以飛行醫生和飛行護士作稱呼。

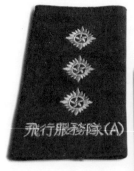
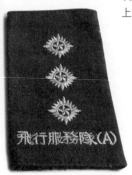

政府飛行服務隊輔助空中醫療隊的肩章，括號內有英文字母「A」字，代表「輔助」的意思。航空醫官的肩章上有三顆星。

航空醫官共有三個職級，分別為：

1　總航空醫官（Chief Air Medical Officer, CAMO）

肩章上有一個嘉禾（象徵吉祥的雙穗禾，是紀律部隊人員階級章的構成部分。）配紫荊花及一顆星

2　高級航空醫官（Senior Air Medical Officer, SAMO）

肩章上有一個嘉禾配紫荊花

3　航空醫官（Air Medical Officer, AMO）

肩章上有三顆星

航空醫療護士方面，雖然名字相同，但也分為兩個職級：

1　航空醫療護士（Air Medical Nursing Officer, AMNO）

肩章上有兩顆星

2　航空醫療護士（Air Medical Nursing Officer, AMNO）

肩章上有一顆星

空中醫療隊是輔助性質的部隊，不設全職人員，人手極為有限，飛行醫生和飛行護士不需要和團隊的全職人員那樣，每天 24 小時輪班當值候命。飛行醫生和護士值勤的日子，是星期五、六、日、一以及日曆上所有紅色的公眾假期。每更的值勤時間都是固定的，由早上 9 時半至下午 6 時半，共九個小時。平日的星期二、三、四以及黃昏之後的時間，沒有空中醫療隊的成員執行醫療支援任務。在飛行醫生、飛行護士當值以外的時間，就像以前一樣，只有飛行服務隊的全職人員負責提供醫療服務。根據以往的統計數字顯示，飛行服務隊在星期二、三、四執行的醫護任務數目，與其他日子相比低很多。依靠飛行服務隊本身的空勤員，大致足夠有效完成所有任務。

飛行醫生和護士在飛行服務隊值勤是受薪的，實際上不完全算得上是義務工作，不過薪酬比在醫院的工資低很多而已。鑑於飛行服務隊和工作的醫院是兩個不同的機構，彼此沒有從屬關係，所以醫療隊的隊員都在放假時來當這份志願工作。

　　每名飛行醫生大約一年需要當值 8 至 9 天，而飛行護士值勤的日子則更多，每年或會達到 12 天。飛行醫生和飛行護士當值時間有別，最主要的原因在於，星期六、日和公眾假期這些日子，通常比平日有更多市民參與戶外活動，發生意外的機率也相應增加，飛行服務隊搜救任務的數字也會隨之而上升，需要額外的醫護人手應付服務上的需求。有見及此，這些日子一般會編排兩名護士當值，比平日多一位，而飛行醫生當值的人數則保持不變。基於人手調配上的實際需要，平日只有一名飛行醫生和一名飛行護士當值，到了假日則有一名飛行醫生和兩名飛行護士共三人值勤。

　　在當值日早上 9 時半至下午 6 時半的九個小時之內，飛行醫生和飛行護士需要在位於大嶼山赤鱲角南環路 18 號、香港國際機場跑道末端一側的政府飛行服務隊總部候命，隨時乘坐直升機外出執行任務。

　　除了正式當值的日子，空中醫療隊的隊員還需要像其他全職人員一樣，定期參與各項與安全有關的訓練。這些訓練項目是法例規定的要求，所有在直升機上工作的行動組人員必須參與，並且需要在證書過期前重新通過評核，才能獲得繼續工作的資格，否則不能承擔任何飛行任務。所有這些在本港或海外進行的安全訓練項目，飛行醫生和護士都需要以私人時間參與。

　　就是這組為數六十多名的醫生和護士，毫不計較金錢利益，自願以自己的時間和技能，藉着無盡的愛心與熱誠，時刻守護着香港的天空，使香港得以擁有亞洲其中一支最首屈一指的空中醫療隊。

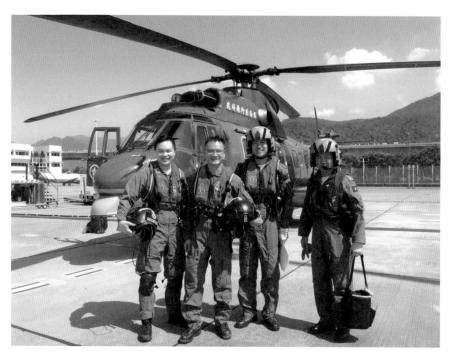

政府飛行服務隊的空中醫療支援服務，涉及跨界別的專業知識和技能，需要機長、空勤員、飛行醫生和飛行護士相互緊密合作。

飛行醫生和飛行護士的招募

　　政府飛行服務隊的飛行醫生和飛行護士，並不是全職工作職位，也非政府公務員編制。他們在飛行服務隊的人事架構中屬於輔助隊員，需遵守正規隊員的行為準則，並受到內部紀律約束。所有隊員在入職前均須經歷政府的常規招募程序，通過一系列的評核，才能正式成為空中醫療隊的一員。飛行醫生和護士本身都有正職，屬於志願工作性質。每名成功加入隊伍的成員，都必然是體魄強健和意志堅定的人，而且在急救領域中具備卓越的專業技能，絕對是醫療界裏出類拔萃的表表者。

　　一旦在眾多投考者之中脫穎而出，最終被飛行服務隊取錄，代表自身能力獲得客觀的肯定和認可，在執行任務時，必會體驗到大部分人無法想像的特殊經歷。參與輔助空中醫療隊的工作後，隨之而擴闊的視野將使人生獲益匪淺，加上穿上那套帥氣的飛行制服，確實能夠提升自我形象，因此每位飛行醫生和飛行護士在業內都是同儕的羨慕對象。

使命感之外

　　如果需要的話，我會毫不猶豫地親自作證，確定每一位投身飛行服務隊空中醫療隊的隊員，都懷着一顆赤子之心和服務社會的高尚品格。這是無庸置疑的。然而，飛行醫生和飛行護士日常執行的任務，對體能有一定要求，並不是一份輕易的工作。隨着年齡增長，某些在年青時執行起來得心應手的任務，或會因歲月的流逝而變得有心無力。不難想像，在 36、37 度的酷熱夏日，要求一名年近半百的飛行醫生或護士，揹着約 20 公斤重的急救袋，在山嶺之上徒步數百米前往遇險人士所在的位置，並於烈日

當空下為傷者進行急救或心外壓，那種力不從心的感覺是完全可以理解的。除此之外，隊員在執勤中所面對的危險，更是無法向外人道的。

在狂風暴雨中從直升機上以一根幼小的鋼絲，懸吊降落在海上顛簸航行的船隻之上；為了盡可能靠近傷者的位置，直升機高速轉動的旋翼距離垂直的峭壁只約一臂之遠；身處距離數百尺深淵只有一步之遙的懸崖邊，在站也站不穩的鬆軟濕滑土地上救援遇險者⋯⋯這些彷彿只會在電影中出現的緊張情節，卻幾乎是每名資深隊員不可或缺的親身經歷。因此，雖然飛行服務隊的制服是所有隊員的共同圖騰，每個人都熱愛這份充滿使命感的工作，但基於年齡、健康、家庭和人身安全等各種不同原因，每年都有隊員相繼提前離隊，退出現役。

隨着退役的隊員人數逐漸上升，空中醫療隊在缺員的情況下，必定因人手短缺而影響運作。因此，政府飛行服務隊大約每三年就舉行一次公開招募，以補足編制的空缺。在空中醫療隊的編制中，飛行醫生和飛行護士的名額各為三十餘人，而三年中各自退役的人數一般都在 10 人以內。因此，每次公開招募的名額，醫生和護士一般各自都不會超過 10 人，普遍僅有 6、7 個空缺，每次競爭都必定十分劇烈。根據往常慣例，飛行醫生和飛行護士是分開招募的，通常會先招募飛行醫生，在程序完成後再招募飛行護士，兩者相隔時間約在三個月之內。

參照以往做法，政府飛行服務隊一般以幾份報章和官方網站上的「招聘」欄目為媒介，一連數天刊登招募義務醫護人員的通告，清楚列明對於專業資格、技能水平和工作經驗上的要求。有意申請的人士可按相關資料填妥申請書，寄往位於大嶼山香港國際機場南環路 18 號的政府飛行服務隊總部，等候進一步遴選。報章刊登的招募通告為期很短，只有僅僅的兩、三天時間，而大多數人都不會經常在飛行服務隊的官方網頁檢視最新的招聘訊息，所以時常出現有意投考人士錯過報考時機的情況。有鑑於此，渴望加入空中醫療隊的醫生和護士，大多會預先請求現役隊員在招聘開始後私下通知他們，以免錯失三年一次的機會。

要求的專業技能

空中醫療隊最基本的入職要求，包括擁有至少三年處理內科和外科急症的工作經驗。在飛行醫生方面，即使並非現職的急症室醫生，只要曾經從事相關的急症工作，也能符合入職標準。因此，隊員雖然大部分由急症室醫生組成，也有數名外科、骨科、麻醉科和深切治療部醫生。相反，因為護士極少需要長時間於不同部門輪換工作，所以除了急症室護士之外，其他專科的護士難以擁有數年內、外科急症工作經驗。由於這個原因，自空中醫療隊成立開始，飛行護士的職務一直都由急症室護士擔任。

除了對急症醫學的相關工作經驗有所要求外，飛行服務隊對投考者的專業知識和技能水平都設定了較高的門檻。以醫生為例，必須曾修讀美國心臟協會的「高級心臟生命支持術」（Advanced Cardiovascular Life Support, ACLS），以及美國外科學會的「高級創傷生命支持術」（Advanced Trauma Life Support, ATLS）等課程，並取得合格證書，才能取得面試資格，進入下一階段的篩選環節。這兩個全球通行的課程，是急救醫學中最基本、最重要的訓練課程。平常在急症室裏為各類危急的心臟病患者和創傷傷者急救時，都必須運用這兩個課程教授的原則和知識。護士方面，除了「高級心臟生命支持術」外，具備「兒科高級生命支持術」（PALS）、「創傷護理基礎課程」（TNCC）、「院前創傷生命支持」（PHTLS）的證書或更高醫學資歷者，將獲優先考慮。在飛行服務隊的搜救任務中，雖然飛行醫生和護士缺乏各類先進的診斷儀器和醫療工具，但只要根據這些課程中的原則，已經足夠處理大部分的院前個案。從未接受這類課程訓練的醫護人員，實際上也難以勝任空中醫療隊的工作。

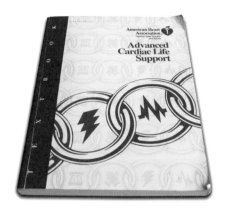

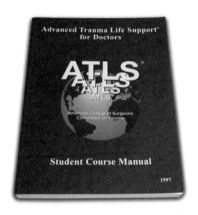

要成為飛行醫生，必須在投考前修讀完成「高級心臟生命支持術」（ACLS）及「高級創傷生命支持術」（ATLS）課程。

根據既定的甄選程序，達到入職標準的申請者，必須接受一次在政府飛行服務隊總部進行的面試。面試考官包括飛行服務隊的高級機師、總航空醫官及高級航空醫療護士等。除了一般資料性的問題外，主要評估投考者的性格和面對壓力時的應變能力，以決定是否飛行醫生和護士的合適人選。投考者會被問及一些他們從未經歷過的處境，看他們在那種特殊的狀況下如何作出合理的決定，從而適當地解決問題。

由於加入政府飛行服務隊是個人能力和榮譽的象徵，所以每次招募飛行醫生和護士時，儘管各自不超過十個空缺，卻會吸引上百人投考，競爭激烈。最後成功通過所有篩選，加入空中醫療隊服務的醫生和護士，都必定是不屈不撓、勇敢堅強的醫護界精英。

空中醫療隊的工作日

　　政府飛行服務隊的空中醫療隊，不像其他正規隊員是全職的編制，只屬輔助性質，因而未能在所有日子提供 24 小時的全天候服務。

　　自空中醫療隊成立以來，由於隊員人數上的局限，難以安排隊員每天隨時候命。另外，在黑暗環境外出工作比白天的危險程度更大，隊員從未接受過夜間工作的訓練，十分容易發生意外。基於安全原因，飛行服務隊不會編排醫護人員在晚上執勤。黃昏之後，除了極為例外的原因，就再不會看到飛行醫生和護士的身影。在各種因素的限制之下，醫療隊正式的當值時間僅為全年的每個星期五、六、日、一及所有公眾假期，每更由早上 9 時半至下午 6 時半，共九小時。如果在接近下班時間才接獲出動的命令，隊員必須如常登機出發，直至完成任務返回總部後才能脫下飛行服，稍晚結束工作。

　　除了定期的例行訓練之外，每名飛行醫生一年的當值日數約為 8 至 9 天，而飛行護士則為 12 天左右，大概每月一次。總括來說，每名隊員的當值時間不算太長，一些新加入的隊員反而希望獲得更多的出勤時數，祈求儘快掌握實際的工作技巧和獲取寶貴的實戰經驗。畢竟，如「垂直懸吊升降」及海上搜救等極具挑戰性的工作，不是每一次當值都有機會遇上，需要實際經驗才能提升技能和增強自信心，對日後的工作有所裨益。經驗是需要時間積累和沉澱的，新隊員一般需要經歷一、兩年的磨練，才稱得上熟練地掌握各種技能。縱使身處危機四伏的環境，仍能得心應手，處理救援要務。

　　飛行醫生和護士的工作更期表，分別由總航空醫官及一名資歷最深

的飛行護士，在數月前預先編制。每次編定的更期表通常為期六個月，使隊員可以提前向所屬的工作部門申請休假，也讓大家有充足的時間按個人需要作出調換。每一個當值日，最少由一名飛行醫生和一名飛行護士組成兩人小隊，在工作上互相協同補缺。在星期六、日和公眾假期，郊外遊人眾多，直升機出動搜救的次數也較多，因此或會增添一名飛行護士當值，組成一支三人的醫護隊伍。

閒人免進的總部

當值的那一天，隊員須在上午 9 時半前，回到政府飛行服務隊位於赤鱲角香港國際機場的總部大樓值勤，等待隨時接到的出動任務。政府飛行服務隊是香港其中一支紀律部隊，它的總部大樓在受管制區域，閒雜人等一律禁止內進。飛行醫生和護士進入大樓前，須在正門出示有效的工作證件，方能通過旋轉柵門，從保安處領取空中醫療隊所屬的 109 號辦公室鑰匙。

醫療隊的房間位於總部大樓一樓的 109 號室。接獲任務前，隊員平常就在房間內等候。辦公室的空間不大，放置了兩張辦公桌和一台電腦，房門的對面是一個存放危險藥品的大鐵櫃，旁邊還有一台儲存特別藥品的小型冷凍櫃。飛行醫生和護士上班後，首先回到這個辦公室放下隨身物品，然後便到二樓的 256 號室更換制服。

更衣的地方在二樓的 256 室，內裏再分為幾個狹小侷促的房間。飛行醫生和護士更衣的房間是分開的，分別為 256H 和 256G 室。每個約 30、40 平方英尺的斗室中，一邊放置了擺放靴子的鐵架，另一邊是存放衣物的儲物櫃。當值的隊員下班後一般不會把靴子帶走，只會把穿過的制服帶回家，或留給飛行服務隊代為清洗。

換過制服，鎖上房門，回到 109 室，安頓雜務後，隊員就要到同層的飛行指揮及控制中心，向當天的航空交通管制員報到，並在出勤簿上

簽名紀錄。飛行控制室是一個偌大的房間，可以同時容納 20、30 人。房間裏設置了各類雷達、電腦和通訊設備，讓航空交通管制員可以實時監控天氣狀況和直升機飛行位置等重要訊息，並隨時與相關部門保持通訊聯絡。要求飛行服務隊出動協助的電話，都由醫管局各離島醫院診所、消防處、警務處及懲教署監獄等不同單位，直接打進這個控制室。控制室的其中一堵牆壁設置了一塊大型熒光幕，上面顯示了飛行服務隊所有飛機當天的狀況和預先安排的任務，清清楚楚，一目了然。這些資訊確保決策人員能夠因應當前的環境，適時作出人員和飛機的調度安排。毗鄰大熒幕的另一堵牆壁之上，掛着一面巨大的航空用香港地圖。在收到搜索與拯救任務的請求後，機師和空勤員都必定走到這幅地圖之前，綜合手上的各種資料對肇事現場位置作出初步判斷。

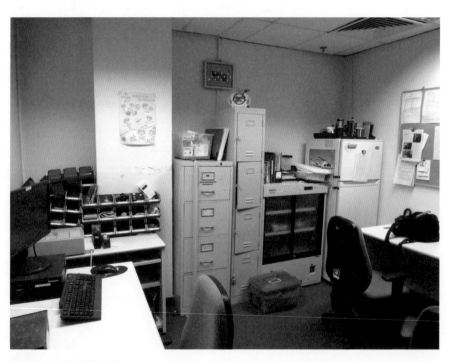

輔助空中醫療隊辦公室

檢查危險藥物

簽妥出勤簿後，隊員便走到飛行指揮及控制中心隔壁的簡報室，在電子保險箱輸入正確密碼，提取危險藥品儲存櫃的鑰匙。檢查 109 號室內儲存的危險藥品，是醫護人員每次當值必要的工作程序。儲存在大鐵櫃內的危險藥品其實只有兩種，分別為止痛劑「嗎啡」（Morphine）和鎮靜劑「咪達唑侖」（Midazolam），每種各只有 20 劑左右，主要在遇到嚴重創傷人士時用作鎮痛和插管之用。根據香港法例第 134 章《危險藥物條例》，這些藥品被列為危險藥物類別，除獲授權的專業人士之外，任何其他人士管有、服用和販賣這些藥物都屬非法。雖然這些藥物的數量在 109 號室內不算太多，一旦遺失卻可引致嚴重後果，所以儲存這些藥物的鐵櫃可謂重門深鎖，醫護人員每次當值都必須核對清楚數目，並在紀錄簿上簽名作實。每當在行動中使用這些藥物，完成任務後也須在記錄簿上立刻更新資料，不容有錯。

核對危險藥品之後，緊接着的下一個準備工作，就是檢查個人隨身裝備及醫療設備。這些裝備都儲存在飛行指揮及控制中心下一層的「行動任務倉庫」（Operation role store）之內。行動任務倉庫的室內空間很寬敞，儲存了所有行動組人員有機會攜帶上機使用的儀器和用品。

空中醫療隊隊員沒有個人專用的頭盔，每天出動之前都要挑選好適合自己頭形大小的頭盔，並檢查頭盔的通話器是否運作正常。直升機上的噪音很大，如果通話器出現故障，隊員之間的溝通便會出現嚴重隔膜，不利團隊的合作，也有安全隱患。挑選頭盔之後，就要揀選一套適合自己身形的救生衣，且要試穿一次。最重要的是，一定要檢查清楚附帶在救生衣上的小型壓縮氣瓶，是否儲存了充足的空氣。壓縮氣瓶的用途，是供隊員在水下作短暫的呼吸之用，確保在危急關頭有兩、三分鐘時間在水下逃生。除此之外，還要檢查救生衣上的各種求生用品和通訊器材有否遺漏和故障。眾多隨身裝備雖然平常極少用得上，但始終與自己的性命攸關，所以在檢查設備時都必定小心翼翼，從不敢半點怠慢。

檢查個人隨身裝備後，就是檢查醫療用品的時間。行動任務倉庫內排列整齊的貨架上，擺滿了林林總總、各式各樣的備用醫療用品。飛行醫生和護士主要檢查的，是兩個在每次行動中都會攜帶上機的急救袋。每個袋裏都塞滿了院前救護最常用到的醫療儀器、用品和藥物，總重約在 20 公斤左右。急救袋採用便攜式設計，底部裝有小輪，可以手拖着移動，減低了攜帶的壓力。在不少野外搜救任務中，飛行醫生和護士會揹着這個急救袋，從直升機以垂直懸吊的方法拉上吊下，並且在各類崎嶇不平的地形環境，吃力地拖着它蹣跚前行，堅持到最後一刻走到傷者的身邊。這兩個急救袋就像每一名飛行醫生、護士的救命符，沒有它們在身旁，就甚麼都幹不了。多年以來，它們也確實成功地演繹了「把急症室帶到病人身邊」的空中醫療隊成立宗旨。

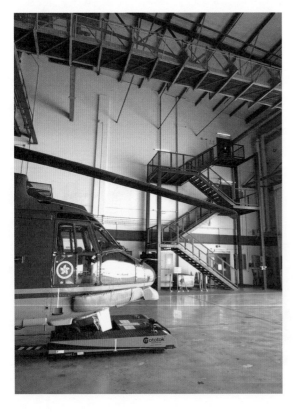

飛行指揮及控制中心下就是行動任務倉庫，以一條鐵梯連接。倉庫門外就是空曠的室內機庫。

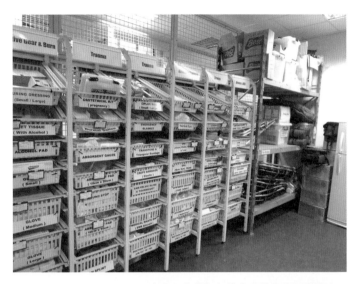

倉庫內的貨架存放大量備用的醫療物資。

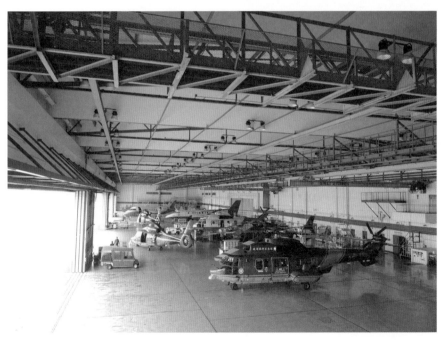

室內機庫平常停滿各種正在維修保養的飛機。

飛行醫生和護士通常各自負責檢查一個急救袋。每個急救袋內都有一份醫療用品清單，詳細記錄了袋內每一種醫療儀器、用品和藥物應有的數目。飛行醫生和護士根據這份清單上的項目，對所有物品逐一核對。如果上一更的同事在任務中使用了某些用品，事後卻忘記了補充，這一更的隊員在查核出遺漏之後，就要從貨架上提取相應的物品補回短缺。除了核對數目之外，也要檢查各類電子醫療儀器是否運作正常，需否更換電池等等。

　　行動任務倉庫門外，是佔地面積廣闊的室內機庫（Hangar）。整個機庫採用無樑設計，長度接近 100 米，頂端離地面有數層之高，形成了一個巨大的室內空間。飛行服務隊的定翼機和直升機，平常都在這裏進行日常的檢測和維修工作，因此早上總會停駐最少一兩架飛機。每天入夜之後以及狂風暴雨之時，工作人員都會把停泊在停機坪的飛機拖進機庫，以免發生意外而遭損毀。

　　室內機庫幾扇大門之外，是一個梯形停機坪，面積有數個足球場之大，地上漆滿了飛機停泊和滑行的線道。早上這裏必定停滿了直升機，隨時候命，準備升空。和停機坪相隔數十米之外，就是香港國際機場的其中一條跑道，各類客貨機每隔一兩分鐘，就從這條跑道絡繹不絕地起飛和降落。

　　完成了在行動任務倉庫的檢查工作後，飛行醫生和護士隨即踏進機庫，從這裏步往停機坪，逕直奔向當日主要負責醫療任務的直升機。正常情況下，每天有兩架直升機裝配了緊急醫療系統（Emergency Medical System）的器材。正是這兩架直升機，主要承擔起當天的醫療任務。飛行醫生和護士逐一登上這兩架直升機，檢查機上的心臟除顫器、生理監護儀、人工呼吸機和抽吸器等儀器是否運作正常，測試氧氣瓶的供氧正常與否。有需要的話，還要為某些儀器更換電池。

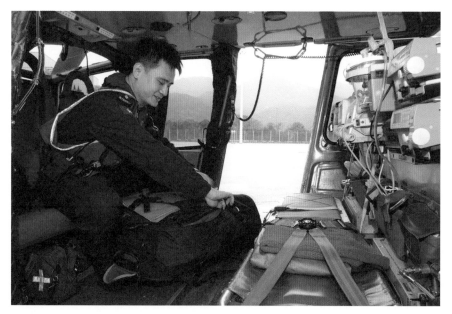

檢查直升機上的醫療儀器，是每個當值日早上的例行工作。

　　當所有檢查工作完結後，便可以暫時放鬆一下。飛行醫生和護士可以返回總部大樓，通常大家都立即到二樓的餐廳快速用過早餐。在繁忙的日子，這可能是整個更期唯一的一頓飯。早餐後，隊員就要回到 109號室，開始耐心地等待正式的任務到來。

警笛聲響起

　　每當接到離島醫院診所、警方或消防處要求協助的電話，飛行指揮及控制中心大門正上方的信號箱，在話筒放下的那一刻就會亮起耀眼的燈號。極具節奏感的警笛聲隨之響起，穿過平常寂靜無聲的空蕩走廊進入每間辦公室，催促每位值勤的隊員立刻前往飛行指揮及控制中心集合。

飛行指揮及控制中心大門上方的任務燈箱，以三種不同的顏色代表三種不同的任務，包括「搜索與拯救」、「空中救護服務」以及「山火撲救」。亮起的信號燈一直延續至該項任務結束，機組人員安全返回總部才會熄滅。三種任務也以三種不同的警笛聲區分，通常在收到出動請求後鳴響四、五秒，就會自動停止。資深的隊員即使不看信號燈的顏色，單憑警笛聲也能分辨出即將展開的是何種任務。

　　空洞的飛行指揮及控制中心剎那間就聚滿了不同職務的人員，有不同職級的機師、空勤員、飛行醫生和護士等，一同圍着航空交通管制員聽取任務簡報。航空交通管制員除了把記錄在一張紙條上的重要資料朗讀一次外，還會把紙條交予即將出動的隊員，讓他們在機上重溫。若是「空中救護服務」的話，資料主要包括病人情況，求助醫療單位和運送目的地。有需要的話，飛行醫生和護士可以直接致電求助的醫療單位，索取更多病人狀況的資料。若是「搜索與拯救」任務的話，資料一般包括遇險者人數、性別、年齡、肇事地點、受傷機制和症狀、衣著特徵等等，自然越詳細越好。

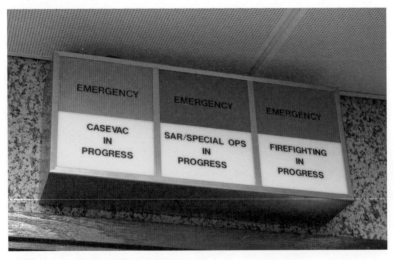

任務燈箱以三種顏色代表不同任務。

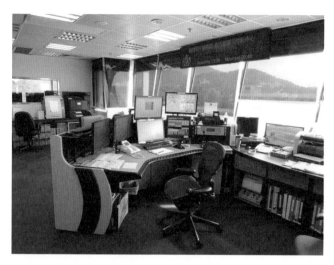

飛行指揮及控制中心控制台

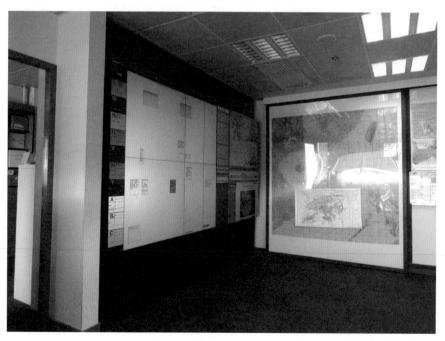

中心內設置大型屏幕,顯示當天所有飛機的狀況和預先編排的任務,也可以實時監控天氣狀況,以及每架飛機的飛行軌跡和確實位置。側牆則設有大型航空地圖和香港直升機飛行圖。

機師和空勤員聚集在牆壁上的大地圖前，經過一輪研判之後，便會選定負責執行該項任務的機組人員及直升機。若是「空中救護服務」的話，大部分情況只需一名醫護人員隨行，留下另一名準備下一個任務。若是「搜索與拯救」任務，通常飛行醫生和護士都會聯袂出動。

大家都準備好之後，出勤的醫護人員就會緊隨機師和空勤員，從飛行指揮及控制中心的側門走下鐵梯，先到行動任務倉庫穿上救生衣和戴上頭盔，然後拖着急救袋回到機庫，乘坐小型運輸車輛到停機坪，登上選定的直升機出發。

每個當值日的出動次數，受到諸如季節、天候狀況、平日或假日等因素的影響，可以有很大的出入。一個冬季的普通日子，可能整天只有兩、三宗醫療方面的任務；而在一個仲夏的假日，單是搜救任務或許已經多達七、八宗，足以讓飛行醫生和護士忙得筋疲力盡。

午飯時間是極富彈性的，而且也暗藏危機。在最繁忙的日子，也許根本連飯也吃不上。即使可以正常坐下來吃第一口飯，也可能隨時被突如其來的警笛聲中斷，唯有無奈地聽任盤中冒起的熱氣徐徐冷卻下來。隊員們只能把吃到一半的飯菜，交給餐廳的職員代為存放，待完成任務後再回來重新享用殘羹剩飯。

每天下午 1 時 15 分是正規隊員們上下班交接的時間，在毗鄰飛行指揮及控制中心的簡報室設有例行簡報會。除了上下班的機師和空勤員外，飛行醫生和護士都要出席。按照慣常的做法，主要由一名空勤員負責交更的簡報，把當天下午的天氣狀況，例如風速、風向、溫度、能見度、日落時間和月出時間等資訊報告一次。另外，他也會為下午事先編排好的任務和訓練作一次匯報。當天飛機的狀況、機組人員的編組以及空管方面的情況，也是必不可少的環節。整個簡報會大約需時 10 至 15 分鐘。

經過九個小時辛勤的勞動，下午 6 時半就到了醫療隊下班的時間。隊員把當天執行的每項任務資料輸入電腦之中，鎖好危險藥品並交回鑰匙，脫下制服換回自己的衣履鞋襪之後，就完成了一天的工作，可以踏上歸家的路。

　　當飛行醫生和護士拖着疲憊的身軀，如釋重負地離開總部大樓，外面的世界和早上看上去卻並無二致，只有天上的太陽悄悄變更了位置。此刻，這個城市的人似乎對頭上飛來飛去的直升機已經習以為常，對於在生死邊緣被突然從天而降的陌生人協助逃出生天，也認為理所當然，因而絲毫沒有察覺，這兩三個渾身濕透的人，當天曾在這片土地的某個角落，把汗水灑滿一地，為他們從不相識的人竭盡全力。他們的心裏並不奢求回報，因為在天上砥礪前行，早已獲得無法比擬的喜悅和滿足。

　　當了飛行醫生十多年，我打從心底裏明白，世界上哪有甚麼歲月靜好，只因有人替你負重前行。

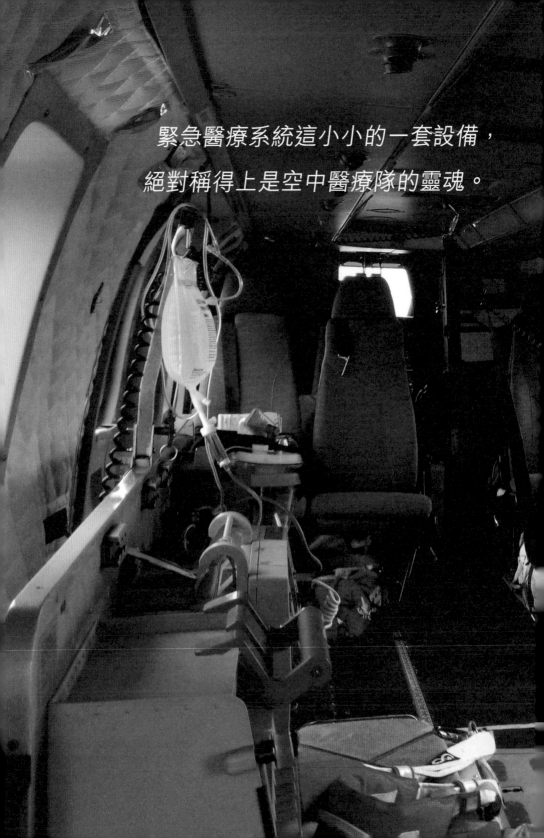

緊急醫療系統這小小的一套設備，
絕對稱得上是空中醫療隊的靈魂。

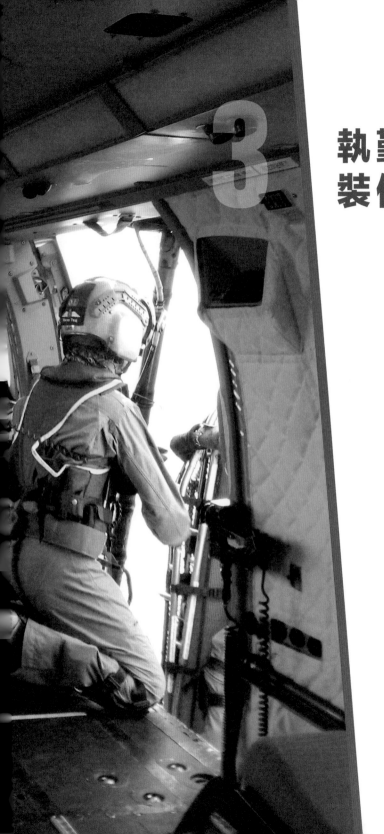

3

執勤的
裝備與技能

機隊規模

　　政府飛行服務隊雖然承擔大量的飛行任務，但它卻只擁有一支規模不大的機隊。以我退役的 2018 年 9 月作為時間節點，在政府飛行服務隊總部的機庫內，一共只裝備了由 5 種不同型號的定翼機及直升機組成的機隊，共計 11 架飛機。這支小型機隊，擔負了香港境內所有與政府有關的飛行任務。

　　這 11 架飛機有不同的外形、尺寸和用途。當時與空中醫療支援任務相關的機型，計有挑戰者 605（Challenger 605）多用途噴射機、海豚 EC155 B1 中型多用途運輸直升機，以及超級美洲豹 AS332 L2 中型多用途運輸直升機三種。鑑於輔助空中醫療隊只需參與醫療支援任務，飛行醫生和護士因此只會乘坐這三種型號的飛機。

　　飛行服務隊在承擔離岸的搜索與拯救任務時，最常使用到的是挑戰者 605 多用途噴射機及超級美洲豹直升機。在陸地和近岸的搜救任務中，通常使用超級美洲豹直升機。執行空中救護服務時，一般出動海豚直升機，有時候也會派遣超級美洲豹直升機。

　　以下是截至 2018 年 9 月為止，政府飛行服務隊裝備的各型飛機之概況。

1. 挑戰者 605（Challenger 605）

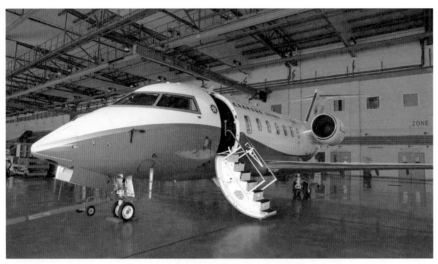

飛機編號：B-LVA、B-LVB　　　　機種：多用途噴射機

基本規格

- 最大機坪重量：48,300 英磅

- 最遠航程：3,500 海浬

- 巡航速度：470 海浬 / 小時

- 搜救半徑及續航力：700 海浬及 8 小時搜索時間（香港海上救援協調中心負責範圍）

- 機組人員規格：2 名機師及 1 名空勤主任

任務及裝備

一、搜救及空中偵察

- 多模式監視雷達

- 電光 / 紅外線系統

- 空中自動識別系統

- 微波下傳系統

- 甚高 / 超高頻及調頻傳訊系統

- 衛星傳訊系統

- 電波追尋定位裝置

- 空中投擲設備（救生筏、定位煙霧彈、定位染料及歸航浮標）

二、空中攝影

　　- 空中數碼相機

三、氣象數據收集

　　- 大氣偵測探空儀投射裝置　　　　　　　- 飛機氣象測量系統

註：1 海浬 = 1.85 公里

2. 海豚（EC155 B1）

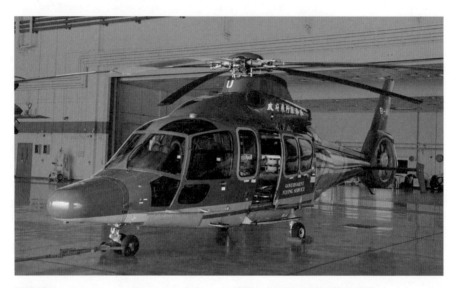

飛機編號：B-HRU、B-HRV、B-HRW、　　機種：中型多用途運輸直升機
B-HRY

基本規格

- 發動機：2 台 Turbomeca Ariel 2C2 渦輪軸發動機

- 發動機輸出：789 千瓦 / 發動機

- 最大起飛重量：4,850 公斤

- 最高 / 巡航速度：175 / 145 海浬 / 小時

- 燃料容量：1,011 公斤 Jet A-1 航空煤油

- 續航力：3 小時

- 搜救半徑：140 海浬

- 機員人數：1 至 2 名機師及 1 至 2 名空勤主任

- 最高載客量：2 名機師、1 名空勤主任和 7 名乘客

- 認可飛行條件：目視飛行 / 儀表飛行

運載符合標準的特別設備 / 醫療設備

- 探射燈
- 拯救吊機
- 快速遊繩裝置
- 可放置雙抬牀

- 搜索雷達
- 外置吊貨鈎
- 緊急醫療監察裝置
- 揚聲器

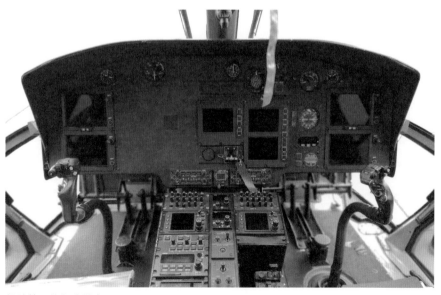

駕駛艙內的各式儀表。

3. 超級美洲豹（AS332 L2）

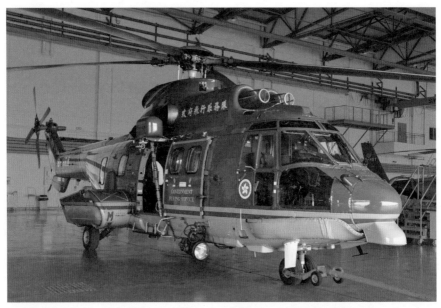

飛機編號：B-HRL 、 B-HRM 、 B-HRN　　機種：中型多用途運輸直升機

基本規格

- 發動機：2 台 Turbomeca Makila 1A2 渦輪軸發動機

- 發動機輸出：1,573 千瓦 / 發動機

- 最大起飛重量：9,300 公斤

- 最高 / 巡航速度：170 / 140 海浬 / 小時

- 燃料容量：2,317 公斤 Jet A-1 航空煤油

- 續航力：4.5 小時

- 搜救半徑：200 海浬

- 機員人數：2 名機師及 1 至 2 名空勤主任

- 最高載客量：2 名機師、1 名空勤主任和 23 名乘客

- 最高傷病者容量：可放置 6 張抬牀和設有 7 個座位

- 認可飛行條件：目視飛行 / 儀表飛行

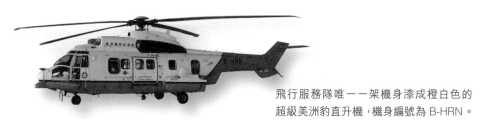

飛行服務隊唯一一架機身漆成橙白色的超級美洲豹直升機,機身編號為 B-HRN。

運載符合標準的特別設備 / 醫療設備

- 探射燈
- 搜索雷達
- 拯救吊機及輔助吊機
- 自動搜索 / 進場著陸 / 懸停的系統

- 外置吊貨鈎
- 快速遊繩裝置
- 緊急醫療監察裝置
- 單缸滅火系統

註:現已退役(2022 年)。

　　飛行服務隊另外還有兩款小型定翼機,每款僅有一架。它們較少用於執行日常任務,只作為機師訓練、特技飛行和其他特殊任務用途。空中醫療隊隊員在執勤時,一般沒有機會接觸到這兩款飛機。

4. Twin Star DA42NG-VI

飛機編號:B-LVC　　　　　　　　機種:雙活塞發動飛行機

基本規格

- 發動機:2 台 Austro Engine E4-C 活塞發動機
- 發動機輸出:165 匹 / 發動機
- 最大起飛重量:4,189 磅(1,900 公斤)
- 最高速度:188 海浬 / 小時
- 燃料容量:79.4 加侖 Jet A-1 航空煤油

續航力:10 小時 30 分

機組人員規格:1 名機師

最高載客量:3 人

5. ZLIN Z242L

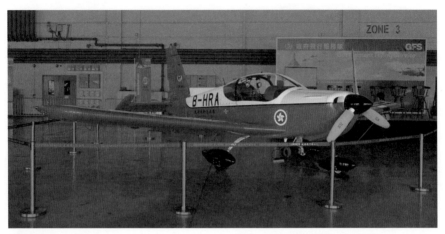

飛機編號：B-HRA　　　　　　　　　機種：單活塞發動花式飛行機

基本規格

- 發動機：1 台 Textron Lycoming AEIO-360-A1B6 單活塞發動機

- 發動機輸出：200 匹

- 最大起飛重量：2,400 磅（1,090 公斤）

- 最高速度：135 海浬 / 小時

註：現已退役（2022 年）。

- 燃料容量：365 磅 AVGAS 100LL

- 續航力：5 小時 25 分（另加後備燃料）

- 機組人員規格：1 名機師

- 最高載客量：1 人

維生的緊急醫療系統

政府飛行服務隊是一支綜合性的空中支援隊伍，承擔的任務種類繁多，功能上具有多樣性的特點。雖然各種任務都需要使用直升機或定翼機作為運作平台，但由於工作性質有極大的差異，因此在執行不同任務時，須按實際情況需要使用各種特殊的專業器材。

在執行搜救和空中救護服務等空中醫療支援任務時，「緊急醫療系統」（Emergency Medical System, EMS）就是必備的醫療專用器材，是該類任務最核心的設備。假若沒有配置這種專業的醫療設施，即使擁有直升機和醫護人員，也無法有效施展院前救護行動，更不可能成為一支卓越的空中醫療隊伍。從這個角度而言，這小小的一套設備，絕對稱得上是空中醫療隊的靈魂。

便捷而完備的救護設施

緊急醫療系統並非甚麼複雜昂貴的醫療設備，只是由醫療平台、緊急醫療板和抬牀三個獨立部分組成的進階院前救護設施，可以簡便快捷地相互組合成為一個完整系統。醫療平台是一塊可以穩固地鑲嵌在直升機機艙地板上的鋼板，用以鋪設垂直的緊急醫療板和安放運送病人的抬牀。

垂直裝設的緊急醫療板配置了呼吸機（Ventilator）、壓縮氧氣瓶（Oxygen cylinder）、心臟除顫器（Defibrillator）、生理監護儀（Physiological monitor）、抽吸器（Suction device）及靜脈注射驅動器（Syringe pump）等重要的急救醫療儀器。緊急醫療板上的醫療設備和一

間急症室搶救室內的儀器，基本上已相差無幾，能滿足基本的維生需要，完全吻合了空中醫療隊「把急症室帶到病人身邊」的服務宗旨。由於所有的電子醫療儀器與直升機上的電子設備，都存有潛在性的電子相容風險，尤其是在飛行途中使用心臟除顫器進行電擊時，或會對機上的設備和人員造成傷害，所以獲准在直升機上使用的醫療器材，必須事先通過嚴謹的安全測試，從而確保飛行和人員安全不受影響。

　　抬牀是一張便攜式的金屬製病牀，可以快捷地在醫療平台上固定和拆除。在直升機飛抵救援現場後，一般由空勤主任負責攜帶抬牀離開機艙，前往傷病者所在的位置。在現場完成救護工作後，飛行服務隊隊員便把傷病者移往抬牀上，並合力運回直升機，重新固定在醫療平台之上，準備踏上歸途。

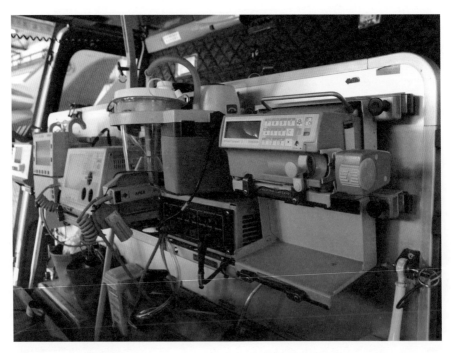

垂直裝設的緊急醫療板配置。

如上所述，政府飛行服務隊承擔多種不同任務，所以並不需要為每一架直升機都硬性配置這個系統。在輔助空中醫療隊成立後的 2000 年至 2017 年間，政府飛行服務隊一共只有兩套緊急醫療系統，每一套均可根據任務需要，在兩種不同型號的直升機之間快速安裝和拆卸，使用方式極為靈活。在 EC155 B1 海豚直升機上，緊急醫療系統是在兩面艙門之間橫着安裝的，而在 AS332 L2 超級美洲豹直升機上，由於機艙內部空間更寬敞，所以同一套系統是沿着機身中軸貼着左面機身安裝的，在設置方式上略有不同。

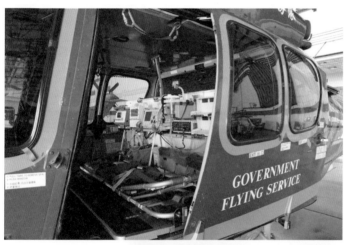

海豚直升機的緊急醫療系統是橫置的（上），美洲豹直升機的是縱置的（下）。

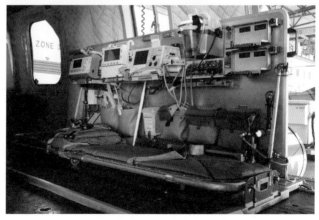

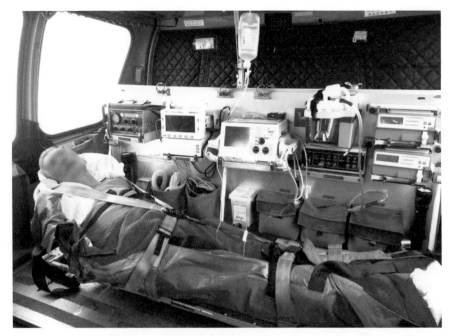

在飛行途中，安置病人在緊急醫療系統之前接受監察。

　　飛行醫生和護士在正常情況下，均會乘坐裝設了該套系統的直升機執行空中醫療支援任務，只有在裝設了該套系統的兩架直升機皆已出動執勤時，才會乘坐沒有任何醫療支援設施的直升機，遂行相對簡單的任務。2017 年之後，挑戰者 605 多用途噴射機投入運作，飛行服務隊擴展了醫療上的服務範疇，增添了長程的海外救援任務，所以在挑戰者 605 上增設了一套定翼機專屬的緊急醫療系統。2018 年開始，飛行服務隊新購置的 7 架 H175 獵豹多用途運輸直升機陸續投入現役，並逐步淘汰使用了逾 20 年的兩型舊款直升機，因而為新型的直升機添置了三套新式的緊急醫療系統。直至 2018 年底，政府飛行服務隊共裝備了三款共六套不同型號的緊急醫療系統，這個數字隨着舊款直升機的退役將會相應下降。

鑑於緊急醫療系統對空中醫療任務十分重要,所以飛行醫生和護士值勤時的其中一項常規工作,就是把握時間趕在接到一天的首個任務之前,對緊急醫療板上的各種醫療儀器逐一進行測試,確保操作正常。另外,亦需定期更換儀器上的電池,保證電源足以維持儀器長時間運作。

必不可少的隨身醫療裝備

　　政府飛行服務隊是香港六支紀律部隊之一，輔助空中醫療隊也自然屬於部隊的成員。如果把飛行醫生和護士比喻為部隊的士兵，總不能沒有武器就走上戰場。從這個角度而言，醫療隊的隨身醫療裝備，就可視為飛行醫生和護士衝鋒陷陣的武器。

　　政府飛行服務隊中有部分日常使用的醫療儀器，由於體積較大和重量較重，並不適合帶到病人身邊，需要固定在緊急醫療系統的垂直面板上，不會跟隨搜救隊員移動。另一些重要的醫療器材和用品，由於在急救中不可或缺，而且體積較小和重量較輕，因此順理成章地成為了空中醫療隊的隨身醫療裝備。這些隨身的醫療器材和用品，平常都存放在行動任務倉庫之內。當飛行醫生和護士收到出動任務後，首先到行動任務倉庫穿戴整齊，隨即攜帶這些隨身的醫療裝備登機出發。每次執行與醫療有關的任務時，這些醫療器材都會陪伴在飛行醫生和護士左右，否則就如士兵丟失了手中的槍支，在戰場上遇到危險就只有投降一途了。

飽歷風霜的急救袋

　　談到飛行醫生和護士的隨身醫療裝備，就不能不提及空中醫療隊的急救袋。這是隊員在日常任務中使用得最多也最重要的器材。若要選出一種曾經參與過所有空中醫療隊任務的裝備，答案肯定是從表面已經看得出飽歷風霜的急救袋。它陪伴每名隊員被鋼索吊在半空中上升下降，也一同被寒暑煎熬着在風雨中翻山越嶺。在漫長的歲月裏，它不經不覺已經升華至空中醫療隊的精神象徵，代表了百折不撓的意志和無怨無悔

的態度，絕對是每名成員最親密的合作夥伴。

　　長久以來，飛行服務隊只購置了兩個急救袋，原因是在每個空中醫療隊的當值日子，一般只有一名醫生和一名護士值勤，兩個急救袋顯然已經足夠。在星期天和日曆上的紅色假期，或許有一名醫生和兩名護士一起當值，但三名隊員同時分頭執行任務的情況並不常見。

　　這兩個急救袋裏，密密麻麻的塞滿了各種不同類型的醫療用品，致使每個重達二十多公斤。早期使用的急救袋只有斜揹的攜帶方式，揹着它在崎嶇不平的山間小路快步急行，對醫療隊成員的體力不啻是一個重大考驗。後來更換了設有輪子的便攜式急救袋，拉着行走就比較省力了。在急救袋裏，分門別類地設置了四個較小的袋子。功能相同的醫療用品，被有系統地存放在同一個袋子內，方便隊員在分秒必爭的救援工作中找出來使用。

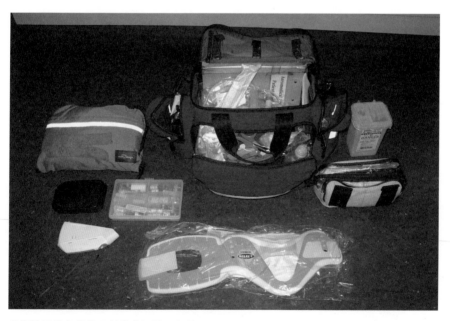

早期使用的急救袋是斜揹式設計，塞滿不同類型的醫療用品。

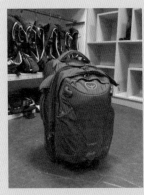
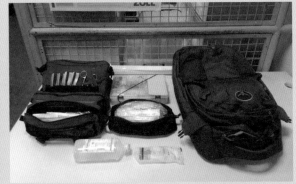

帶輪子的便攜式急救袋　　按醫療用品功能分門別類放置。

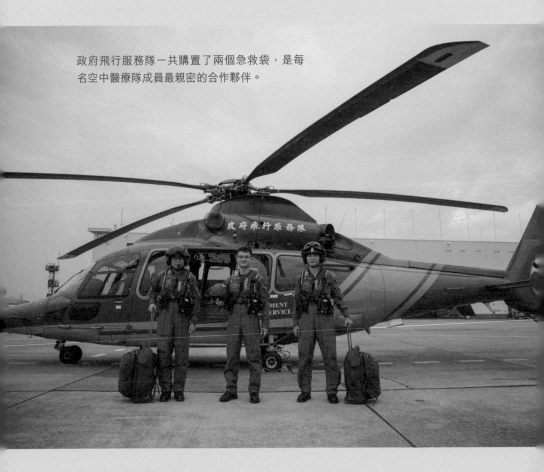

政府飛行服務隊一共購置了兩個急救袋，是每
名空中醫療隊成員最親密的合作夥伴。

優先處理氣道阻塞

一個人如果呼吸道受到阻塞，可以在短短數分鐘之內窒息死亡，或因缺氧而使中樞神經受到永久性創傷，導致中風或成為植物人等嚴重的後遺症。在急救之中，氣道管理永遠是重中之重，是必須首先解決的問題。因此，急救袋內其中的一個袋子，放置了所有與氣道管理相關的物品，包括適合不同年齡組別的喉鏡（Laryngoscope）及氣管內管（Endotracheal tube, ET tube）。遇到氣道阻塞、呼吸極端困難或已失去生命跡象的病人時，就需要迅速進行俗稱「插喉」（Intubation）的醫療程序。

飛行醫生先以喉鏡打開病人的嘴巴，壓低舌頭並目視確定氣道入口，以便把氣管內管放進病人的氣管（Trachea）之中。成功插喉之後，便可以確保氣道暢通。接着透過手動或機械的方式，更可以把空氣泵進病人的肺部，協助其呼吸。除了氣管內管外，袋內其他的氣道管理用品還有尺寸齊全的口咽呼吸道（Oropharyngeal airway）、鼻咽呼吸道（Nasopharyngeal airway）、喉頭罩（Laryngeal mask airway, LMA）以及外科緊急氣道（Surgical airway）等設備。另外，在插喉之前用以暫時協助病人呼吸的袋瓣面罩（Bag-Valve-Mask, BVM），由於體積頗大，需要獨立放置在急救袋內其他位置。

搜救任務中遇到的嚴重個案，除了氣道和呼吸有即時危險，甚至已失去生命跡象之外，其餘的主要是外傷出血、脫水、低血壓或休克等情況。救治這些傷者的時候，靜脈注射和輸液是必要的治療手段。因此，第二個袋子存放的是各類與靜脈注射和輸液有關的用品，包括不同大小的血管導管（Angiocatheter）、針筒注射器（Syringe）、酒精消毒棉片（Alcohol pads）、止血帶（Tourniquet）、防水膠膜敷貼（Tegaderm）、靜脈注射帽（Heparin block）以及靜脈輸液器械包（Intravenous infusion set）等。急救袋裏也另外儲存了一至兩瓶生理鹽水，作為補充血管內容積和提升血壓之用。

第三個袋子主要存放清洗傷口和包紮的用品。在搜救任務中，不少遇險者在山嶺或海上曾遭受不同類型的創傷，因此傷口處理是空中醫療隊其中一種慣常的工作。這個袋子放置的物資包括大量的消毒藥水、紗布、塑膠鉗、繃帶等常用的醫療物品，也有少量的手術刀、剪刀和彎針等外科用具，在必要時可為傷者立即縫合傷口。

第四個是儲存藥物的塑膠盒，存放了林林總總、各式各樣的藥物。心肺復甦的藥物包括了腎上腺素（Adrenaline）、阿托品（Atropine）和胺碘酮（Amiodarone）。抗敏感藥物包括了氫羥腎上腺皮質素（Hydrocortisone）和氯苯那敏（Chlorpheniramine）。鎮痛藥則有曲馬多（Tramadol）、酮咯酸氨丁三醇（Toradol）和撲熱息痛（Paracetamol）。治療各類心臟病的藥物還有阿司匹林（Aspirin）、硝酸甘油（Nitroglyercin）和三磷酸腺苷（Adenosine Triphosphate）等。另外，還有為數眾多的抗哮喘藥、腸胃藥和止暈藥。一般來說，這個塑膠盒內的藥物，已足夠應付大部分院前急救情況的需要。除此之外，飛行醫生和護士在開始一天的工作之前，必先提取儲存在 109 號辦公室的兩種受管制藥物，貼身攜帶在制服的口袋之內。這兩種藥物是鎮痛劑嗎啡（Morphine）和鎮靜劑咪達唑侖（Midazolam）。另一種在插喉前時常用到的肌肉鬆弛劑季銨鹽氯化琥珀膽鹼（Suxamethonium chloride），平常也是儲存在 109 號辦公室的小型冷藏箱內，需要時可在出發前提取。

除了上述那幾個小袋子，急救袋內也見縫插針地放置了其他一些獨立的醫療用品，總計有在創傷個案中常用的護頸套（Neck collar）、電子體溫計、血糖檢測機、治療哮喘和慢性阻塞性肺病經常用到的噴霧劑吸入器（Inhaler）、盛載使用過的醫用利器的利器容器（Sharp box）、固定骨折或關節移位的夾板（Splint）、保暖用的太空毯（Space blanket），以及治療氣胸病人用的胸腔引流套裝用具（Chest drainage kit）。急救袋裏還有一個檔案夾，存放病人的紀錄表。每次執行任務，空中醫療隊的成員都需要把病人的病歷資料、維生數據和治療方法等重要訊息，於降落前填寫在病人紀錄表格上，並交予接收醫院的醫生作為參考。

這個急救袋麻雀雖小，但卻五臟俱全，實際上它已附載超過大部分院前救援的基本需要。儲存多於需要的醫療物資，雖然令急救袋的重量飆升，令隊員在執行任務時較為辛勞，但為了能夠涵蓋各種想像得到的緊急醫療狀況，是有備無患的做法，隊員也毫無怨言。

三種重要的檢測儀器

除了兩個急救袋之外，另外還有數個醫療儀器，是飛行醫生和護士幾乎在每個任務都隨身攜帶的。這些儀器平常都儲存在行動任務倉庫，隊員出勤時才攜帶上直升機。

第一種、也是最為重要的一種儀器，必定是自動體外除顫器（Automated external defibrillator, AED）。這種儀器能夠自動檢測心肺停頓病人的心電流活動狀況，並分析是否屬於可以電擊方式進行治療的類型。若從病人身上檢測到這種類型的心電流活動，它會自動發出警示，要求救援人員作出電擊，為病人的心臟除顫。AED 被視為最重要的院前急救儀器，它的出現大幅提升了心肺停頓病者的生存率。

第二種儀器是脈搏血氧儀（Pulse oximeter）。把這個輕巧的儀器夾在病人的手指頭，幾秒鐘之內就可以獲得血液含氧量的數據。基於手指末端動脈與靜脈內血液紅外線波段的差別，該儀器可以計算出血液的含氧量。正常的讀數介乎 95 至 100% 之間，讀數在 90% 以下則代表身體嚴重缺氧。

最後一種儀器是手腕式電子血壓計，設計輕巧方便，利於隨身攜帶。血壓是人體一個重要的維生指數，每一次救援任務都必須量度病人的血壓。血壓低於正常水平，代表病人可能處於休克狀態，必須儘快處理。

工欲善其事，必先利其器。醫療隊員擁有齊全的隨身醫療裝備，就如士兵獲得充足的武器彈藥，自然會增強戰場上奮戰的信心。輔助空中醫療隊在 2000 年成立之初，以「把急症室帶到病人身邊」為服務宗旨。

這句話當然只是一個運用了文學手法的比喻，但客觀而言，也沒有半點誇張的成分。事實上，飛行醫生和護士在每次任務之中，幾乎把大部分在急症室用到的醫療物資，都克盡己任地搬到了病人的身邊。感謝前人當年的腳踏實地、實事求是，如果當初好高騖遠地提出「把 ICU 帶到病人身邊」的宗旨，恐怕今天隊員就真的扛不動了。

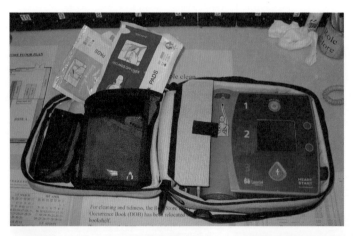

自動體外除顫器

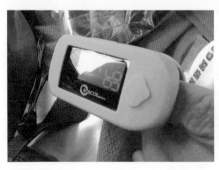

脈搏血氧儀

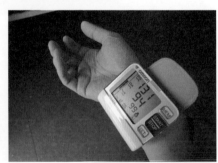

手腕式電子血壓計

個人保護裝備

　　對於一名士兵來説，武器和盔甲都是常規裝備，兩者同樣重要。前者可以用來上陣殺敵，後者可以保護自己的生命。若然把政府飛行服務隊的飛行醫生和護士，比喻為戰場上衝鋒陷陣的士兵，那麼隨身攜帶的醫療裝備就好比進攻的武器，而每次執勤時都要佩戴的個人保護裝備，無疑就是具有防護功能的盔甲。

　　鑑於飛行服務隊經常需要在惡劣的天候狀況和地形環境下執行任務，這些外在因素無可避免對執勤隊員構成極高的風險。飛行服務隊一向以安全為先，為各職能的隊員配置了不少個人安全設備，促使隊員順利完成任務之餘，亦能平安回來。即使不幸遭遇意外，也希望透過先進的裝備和平常嚴謹的訓練，盡可能提高機上人員的生存概率。輔助空中醫療隊的個人保護裝備，包括飛行服、飛行員夾克、靴子、頭盔、救生衣，以及附設在救生衣上的各種求生工具。這些裝備和正規隊員使用的，基本上沒有明顯差別。

　　首先出場的是在當值前必須換上的飛行服務隊制服。這套飛行服是度身剪裁的，每名隊員至少獲發一套。除了擁有標明身分的用途，也有一些簡單的保護功能。稱身的套裝連身衣設計，讓隊員不論在崎嶇不平、亂枝橫生的山頭野嶺行走，或在黑暗狹窄的船艙工作時，不易因衣服被雜物勾着而絆倒受傷。制服雖然輕巧，製作物料卻頗為結實耐磨，不易被硬物劃破，使隊員在穿過荊棘密林時免受皮肉之苦。質料雖不具備防火功能，但能阻緩制服被點燃起火，讓隊員在千鈞一髮時獲得多一點逃生時間。空中醫療隊第一套使用的制服是藍色的，整體設計較為鬆軟。

隨着時代進步，後來更換了剪裁更為緊緻的綠色制服，穿在身上的感覺更為舒適貼服，而且抗損能力更強。

空中醫療隊使用的深綠色飛行員夾克，和美國空軍以往一個時期的制式配備屬同一款式，外形十分帥氣。這件夾克是供冬天嚴寒時保暖用的，夏季一般不需要用到。香港冬季寒冷的日子不算太長，主要集中在 12 月至翌年 2 月之間的兩個月內。直升機平常的巡航高度大約在 1,500 英尺，搜救任務中由於需要進行目視搜索，空勤員常要打開直升機機身側門向下觀察。每年那幾天最嚴寒的日子，半空中的亂流從機外刮進機艙內，足以冷得機組人員哆嗦顫抖，或會引致低溫症而危及性命安全。在這些特殊的日子，隊員可以因應自己的需要，於出發前在制服外穿上飛行員夾克，以抵禦低溫天氣。由於香港每年嚴寒的日子屈指可數，而且每天只有不多於三名醫護人員當值，所以政府飛行服務隊並未為每名隊員配備獨立的飛行員夾克，只是放置了數件於 109 號辦公室內，讓飛行醫生和護士輪流共用。

靴子是飛行服務隊行動組人員標準制服的組成部分，每名飛行醫生和護士均獲配發一對。它的表面以厚實的材料製造而成，可以有效防止足部被硬物所傷。內側底部縫合了一層軟硬適中的軟墊，穿上後感覺極為舒服。鞋底由厚約兩至三厘米的橡膠製成，刻上深深的防滑條紋，在怪石嶙峋的坡道上行走也能如履平地。

獨特的航空頭盔

飛行服務隊隊員讓市民大眾感到威武帥氣的原因，跟他們頭上戴着的頭盔有很大的關係。這頂頭盔和其他紀律部隊佩戴的頭盔，無論在外形和功能上都有顯著的分別，在日常生活中並不會經常遇見。正因為如此，飛行服務隊的頭盔對不少人來說，都極為新鮮吸引。因應隊員不同的頭部形狀，飛行服務隊配備了眾多大小和形狀不一的頭盔，但基本功能是相同的。正規隊員都獲發專屬的私人頭盔，而輔助空中醫療隊的成

員則共用六、七個指定的頭盔。

　　這些專門設計的航空頭盔，除了擁有一般頭盔的防護效能外，還額外增加了通訊和護目的功能。頭盔內部兩側均設有一個耳機，用以接收通話訊息。頭盔左前方的位置，安裝了一個可調較角度的通話器。戴好頭盔後，把通話器拉下貼近嘴巴，就可以和機上其他隊員通話。頭盔後方正中央連接了一條約一米長的電線，隊員登上直升機，把電線尾端的插頭插進機上通訊系統的插槽，接通電源後就可以利用耳機和通話器跟機上各人溝通。頭盔正前方的額頭位置，配備了兩片透光的護目鏡。其中一片是完全透明的，在正常光線下使用。另一片是褐色的，供陽光刺眼的時候使用。總括而言，進行搜救任務的懸吊作業時，是最需要使用到護目鏡的節點。直升機主旋翼產生的強勁下行渦流，會把下方的樹葉和雜物捲到半空。懸吊在半空的搜救隊員若沒有放下護目鏡，有可能被空中飛舞的雜物傷及面部和眼睛。當巡航的時候，飛行醫生和護士一般身處直升機的後半部，不需要護目鏡保護，通常會把兩片護目鏡都一併收起。

特種任務背心

　　相對於以上各種安全裝備而言，幾乎所有飛行醫生和護士都會認為，穿在制服外面的救生衣，才是自己生命安全最重要的保障。對於所有曾在直升機上工作的人員來說，大家都明白，如果直升機遇到意外墮機，從高空摔在陸地上難有半點生存希望，相反掉到水裏還有一線生機。救生衣就是為隊員不幸掉到水裏而準備的。然而，飛行服務隊使用的救生衣並非只是一個單純的浮力裝置，還是一個多用途載具，附設了不少提升生存機會的應急用品。從更廣義的角度出發，這件救生衣不單止是救生衣，更是一個完整的個人救生系統。這套系統的正確名稱是「特種任務背心」，譯自英語的 Special operation vest，而隊員們則習慣了叫它的簡稱，日常只喚作 SOV。供輔助空中醫療隊共用的 SOV，在胸前分別印有醫生和護士的字樣，以資識別。

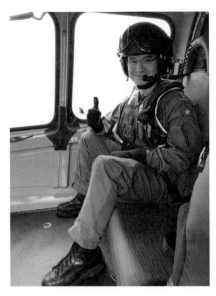

新式的深綠色政府飛行服務隊飛行服。頭盔的
通話器可調較至貼近嘴巴,以便隨時對話。

　　21世紀的頭兩個十年,飛行服務隊裝備的 SOV 重約三公斤,以深藍色為主色調。它採用了獨特的雙氣囊式設計,保證落水人士即使昏迷不醒,頭部仍必定以面朝天空的形式浮於水面之上,確保不會因口和鼻浸於水下而窒息致死。SOV 正面下方的左右兩邊,均設有一圈如佛教念珠般的手環。只要雙手緊握並拉動手環,隱藏於 SOV 內的二氧化碳氣瓶就會於一、兩秒之內,完成救生衣的快速充氣,繼而推動使用者從水下迅速上浮。

　　假若隊員在水下被困機艙之內,不能即時上浮的話,那絕對是讓人極度驚慌的危險情況。放置在 SOV 左側下方的小型壓縮空氣瓶,此刻就變成了最後的求生工具。壓縮空氣瓶的英文名稱為 Survival Egress Air bottle,所有隊員都慣於把它叫成 SEA bottle。壓縮氣瓶以一條軟管連接着吸嘴,吸嘴平常套在 SOV 左側腋下的位置。到了危急關頭,只要把吸嘴拔出來放到口中以牙齒咬緊,就可以吸到氣瓶內的空氣。氣瓶只儲存

了小量的壓縮空氣，受水深、水溫、呼吸頻率和肢體活動程度等因素影響，可供在水下呼吸的時間也有差別。正常來說，氣瓶提供的空氣只能讓隊員在水下呼吸兩至三分鐘。隊員必須把握這段瞬間即逝的時光，想方設法迅速逃離被困的機艙，然後拉動 SOV 的手環浮上水面。

即使落水者因 SOV 提供的浮力得以暫時保存性命，但若在茫茫大海飄流而未被救援人員及時尋獲，時間拖得越久，生存的機會就越渺茫。因此，能否向救援人員通報自己的所在位置，決定了逃出生天的機會。飛行服務隊使用的 SOV，在設計上早就顧及這方面的考量，所以附帶了幾種重要的設備，透過不同的機制向外界發送自身位置的訊息，藉此提高在短時間內被尋獲的機率。

定位裝置

SOV 右側下方的口袋裏藏有 Sarbe 7 型個人位置信標（Personal location beacon, PLB），它的天線垂直豎立，固定在 SOV 的右側。當隊員在野外或海上遇險時，只要及時啟動電源，Sarbe 7 型 PLB 就會以 121.5 兆赫和 243 兆赫兩個無線電頻率向外發送求救訊號，讓救援人員迅速掌握遇險者的確實位置。它的電源僅能維持 48 小時，如果幾名隊員遇險後仍能聚在一起的話，可以透過每次只啟動一部 PLB，直至電池耗盡才啟動另外一部的方式，盡量延長訊號發送的時間。除了 Sarbe 7 型之外，飛行服務隊還配備了另一款 ResQLink 406 型 PLB，以 121.5 兆赫和 406 兆赫兩個無線電頻率發送求救訊號。這款信標的電池只能維持 24 小時運作，但優點是擁有在水中自浮的能力。執行長程海上搜救任務時，ResQLink 406 PLB 最能充分展示它的價值。同時使用兩種 PLB，足以覆蓋三個不同的頻率，起到互補功能的作用。這三個頻率都屬於航空應急頻率，當中民用頻率為 121.5 兆赫，243 兆赫是軍用頻率，而更現代的應急定位發射機已改用 406 兆赫的頻率。個人位置信標發出的無線電訊號，不單附近的飛機和船隻可以接收得到，更會傳送到在軌道上

運行的人造衛星，繼而再轉往不同地區的應急救援中心，為救援人員提供重要的位置訊息。可想而知，個人位置信標是整套 SOV 裏最有效的定位儀器，也是個人救生系統中極為重要的一環。

除了 PLB 外，SOV 上還有其他各式各樣的設備，幫助救援人員發現遇險者。首先，SOV 的邊緣設有反光條，充氣後彈出的氣囊也設有遇水自動啟動的小燈泡，兩種設計皆有助夜間定位。在 SOV 左側下方的壓縮氣瓶後面有一個口袋，裏面放滿了林林總總的用具，其中一個是「小型求救訊號器」（Compact distress signals），由一支小型的信號彈發射器和三發信號彈組成。當有飛機或船隻在附近經過，遇險者可以把信號彈發射到 150 英尺的空中，以耀眼的花火吸引救援人員的注意。口袋裏另有一塊名叫「求救反光鏡」（Heliograph）的用具，白天如有飛機在天空飛過，用這塊小型的反光板對準飛機，藉着陽光的反射有機會吸引到機上人員的目光。最後，口袋裏還有一個哨子，以聲音吸引附近的救援人員。

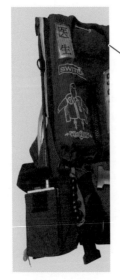

SOV 右下方的口袋配備 Sarbe 7 型 PLB，以無線電頻率向外發送求救訊號。

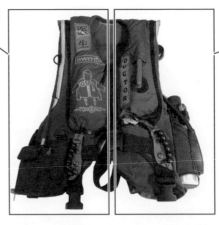

舊款 SOV 的正面全貌，兩個如佛教念珠般的手環清晰可見。

這個口袋除了那些幫助定位的用具外，還配備了一個小型急救包，當中有繃帶、鹽水、藥物和刀片等物品。一份國際通用的地空求救密碼本也放置在口袋內，用以教導如何在地上堆砌出不同內容的密碼字樣，藉此向空中的飛機展示求救訊息。

　　舊式的特種任務背心在使用約 20 年後，於 2019 年開始被陸續淘汰，為新款的 X-back 型 SOV 取代。顧名思義，新款 SOV 背面的設計，就像英語的「X」字母，互相交叉重疊。X-back 的重量較輕，更為輕巧方便，附帶的裝備雖比原來的 SOV 少，但基本功能保持不變。

　　穿上飛行服、特種任務背心、頭盔和軍靴的那一刻，就如往身上披上一副刀槍不入的盔甲，免卻了空中醫療隊的後顧之憂。即使沙場上兵凶戰危，矢石如雨，受到盔甲衣胄的防護，飛行醫生和護士就能更輕鬆自如地衝鋒陷陣，更堅強自信地守護香港的天空。

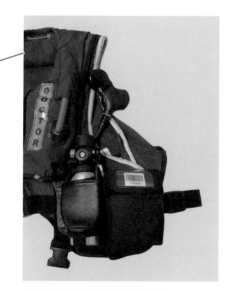

壓縮空氣瓶以橡膠管連接吸嘴。

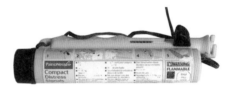

小型求救訊號器

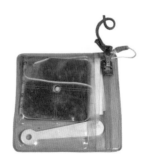

求救反光鏡

登機落機殊不簡單

直升機具有得天獨厚的先天性能，能夠在地面垂直起飛和升降，還可以在空中懸停，這是其他固定翼飛機無可比擬的特殊優勢，也是當初研發直升機的原因。毋需廣闊的空地進行升降，使直升機具有獨一無二的操作彈性，可以快速便捷地隨時起飛，也不用固定的機場作為降落點，這些優點讓直升機幾乎能夠到達地球上大部分地方執行任務和升降，因而也順理成章地成為各國空中救援單位的首選機型。

雖然直升機操作靈活，使用彈性高，對升降的地形條件要求較低，但和普通觀光或載客直升機不同，受限於某些特殊地理環境和任務情況，搜救直升機無法在所有地方安全降落。飛行服務隊總部設有直升機停機坪，可以保證直升機正常起飛和降落，但搜救任務中的肇事地點無法事先估計，地形環境及天候狀況千變萬化，直升機往往難以在遇險者的近距離範圍內安全着陸。於是，飛行服務隊制定了四套標準的登機及離機方案，供行動組隊員在執行任務時，根據實際狀況選擇最合適的一種方式，確保所有人士安全進出機艙。

第一種人員進出直升機的方式，是當直升機穩固地停留在陸地時使用的。這也是四種方式中最簡單、最常用和最安全的一種，只要正常上落即可。儘管如此，仍需要遵循一些基本的安全指引。當直升機的主旋翼仍在轉動時，機組人員和乘客必須透過直升機兩面的側門登上或離開機艙，行走方向與機身主軸成 90 度，這條通道是安全的登機及離機區域。任何人士禁止從機頭或機尾的方向接近或離開直升機，機身後方的位置尤為危險，因為有機會被機尾的螺旋槳擊中，後果十分嚴重。若直

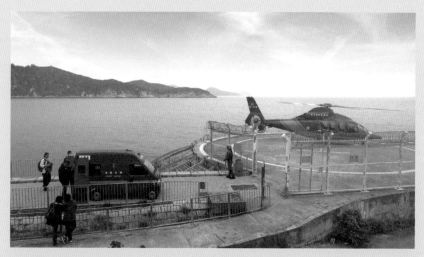

直升機可以降落在指定的直升機坪，情況並不十分嚴重的病人可以在攙扶下自行登機。

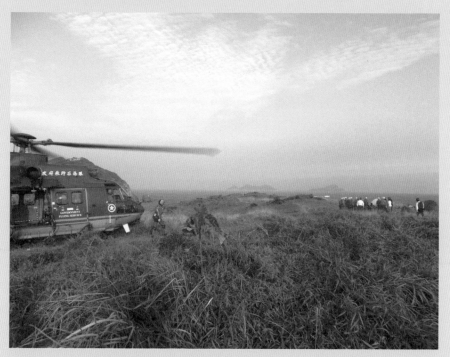

執行搜救任務時，只要找到一小塊平坦的地勢，直升機就可以降落在傷者附近。

升機降落在微斜的山坡之上，機上人員應從面向山下的側門迅速遠離直升機，不應從另一側機門離開並向山上移動，以免被頭上的主旋翼擊中。當救援隊員完成現場的作業，護送病人或傷者返回直升機，在接近主旋翼覆蓋範圍以外的區域時，會稍作停留，並以豎起大拇指作為信號，向機長提出登機的請求。坐在機頭的機長在確定情況許可後，便會向等候的隊員豎起拇指示意，代表登機的要求獲得批准。經過核准程序後，隊員才可以護送傷病者從安全區域靠近直升機艙門，重新登上機艙回程返航。

這種方式在空中醫療隊參與的所有類型任務中均會使用，而且在執行「空中救護服務」時，直升機是在各離島預先規劃的直升機坪降落，所以只會運用這種方式協助病人登上機艙。

懸停跳躍

第二種方式是「懸停跳躍」（Hover jump）。這種方法是單向性的，只能下機，不能上機。與第一種方法不同之處在於，直升機並非直接降落在陸地，而是短暫懸停在離開地面數十厘米的高度。下機的人員要彎下身子從機艙往外跳，以雙腳平穩着地。這種下機方式的好處是，直升機在人員離開後可以迅速爬升，並儘快離開現場。它的缺點也是顯而易見的，容易發生意外而導致受傷，因而對採用這種方式的人員有較高的體能和技術要求，只適用於受過訓練的紀律部隊人員，在直升機無法直接降落時使用。

飛行醫生和護士執行醫療任務，原則上毋須採用這種方式下機，但在受訓時也需要進行這方面的練習，以備不時之需。記憶所及，在十多年的飛行醫生足跡裏，從沒有在正式任務中躍出過機艙，只曾在訓練中做過這個動作。

垂直懸吊升降

第三是「垂直懸吊升降」（Winching）。這種技術是雙向性的，可以作為登機和落機之用。這是除第一種之外，飛行醫生和護士最常用到的方法，在「搜索與拯救」任務中經常會採用。

執行陸上搜救任務時，時常由於山上或密林中缺乏足夠開闊和平坦的地面，以致直升機無法降落。進行海上搜救時，遇險人士所在的船隻即使龐大，也未必配備直升機坪供降落之用。在一些海難中，遇險者甚至在海上隨波飄浮，而在水面降落根本就不是直升機的其中一個操作選項。遇到這些艱難的處境，垂直懸吊升降就派上用場了。

遂行垂直懸吊升降作業，至少需要兩名空勤員相互配合。一名擔任絞車手（Winch Operator），負責操作機上的絞車，以一條鋼索把搜救隊員懸放到地面或船隻，以及吊升回到直升機內。另一名空勤員則充當拯救員（Winchman），他擔任被吊下拯救遇險人士的角色。在沒有飛行醫生和護士當值的日子，該名拯救員需要單獨負起救援的職責。在有飛行醫生和護士參與搜救時，絞車手通常把拯救員和擔架等救援物資一同吊下，先由他接觸遇險者作初步的態勢評估，決定是否需要吊運飛行醫生和護士。假若需要醫護人員協助救援的話，機上的絞車手便會把醫護人員連同沉重的急救袋逐一吊下。

即將進行懸降的隊員，首先從座位移動到裝有絞車那邊的側門附近位置，把一個紅黃色的「U」型套環從頭上套到兩側腋下，接着把套環的開口在胸前勒緊，然後把絞車上鋼索末端的金屬扣扣緊套環，一切就準備就緒。待直升機盤旋到降落點的正上方，就可以慢慢把身軀移往敞開的側門，坐在機身邊緣並把雙腿伸出機外。下一步就是看準時機，把身體向機外輕輕一躍，整個人就立刻懸掛在半空。戴上手套的絞車手一手握着鋼索，以防止懸降中的人員在半空過度搖晃，另一隻手操縱着絞車的操縱桿，緩緩地把隊員吊運下去。

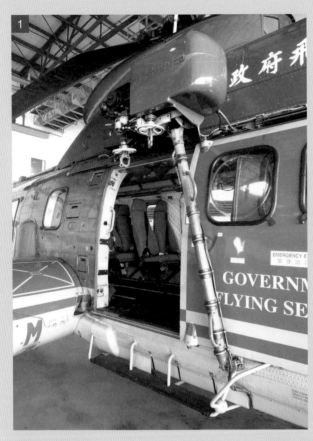

1 絞車是進行垂直懸吊
升降的重要設備。

2 主絞車（右）及後備
絞車（左）。

3 絞車操縱器

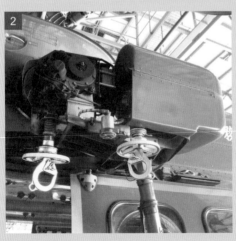

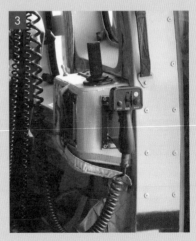

此時直升機主旋翼所產生的強勁下行渦流，直接吹在正下方的隊員身上，悶熱難受，而且捲起的雜物可能對面部造成損傷。因此，在懸降時需要放下頭盔上的護目鏡，以保護眼睛和面部。在穩定降落後，隊員須馬上摘下「U」型套環，然後儘快離開受下行渦流影響的範圍。

當完成現場的救護工作後，一般是拯救員和傷者一同吊升返回機艙，而醫護人員則另外進行吊升。吊升作業是懸降的相反，技術要求基本是一致的。依照安全指引，在上升過程中隊員會抬頭望着直升機，一直保持目視接觸，而且會把一條手臂高舉過頭作為保護，以防止頭部碰到直升機底部而受傷。

飛行服務隊使用的不同類型直升機，垂直懸吊升降的重量和高度各自不同。以 EC155 B1 海豚直升機為例，絞車鋼索的長度是 90 米，安全吊運重量為 600 磅，賦予它在離地 90 米的極限高度，同時可吊運最少兩名成年人的能力。

高線懸吊

第四種方法是垂直懸吊升降的改良模式，專供人員降落船隻時使用。在海上進行垂直升降作業，比在陸上危險得多。航行中的船艦隨着波浪左搖右擺，直升機與船艦的相對位置分秒在變動，再加上船隻高聳的船桅對直升機構成潛在風險，於是「高線懸吊」（High-line）便應運而生。這種方法的實際操作程序，和垂直懸吊升降極為相似。唯一不同的是，直升機可以懸停在遠離船隻正上方的位置，進行斜線懸降，從而避免了直升機主旋翼撞擊桅杆的危險。在進行高線懸吊之前，需由一名拯救員先以垂直懸吊升降降落到船上，引領和協助後續的行動。隨後懸降的人員需要緊握一條繩索作為輔助，由首先降落的拯救員在船上引領懸降。這方式比垂直懸吊升降稍微複雜，要求隊員擁有更高的技巧和互相配合，但亦較為安全。相比垂直懸吊升降，空中醫療隊實際需要使用高線懸吊的機會極為罕見，平常只在訓練才用到。在模糊的記憶中，這麼多年來我只曾一次在出勤時以這種方式降落船隻甲板。

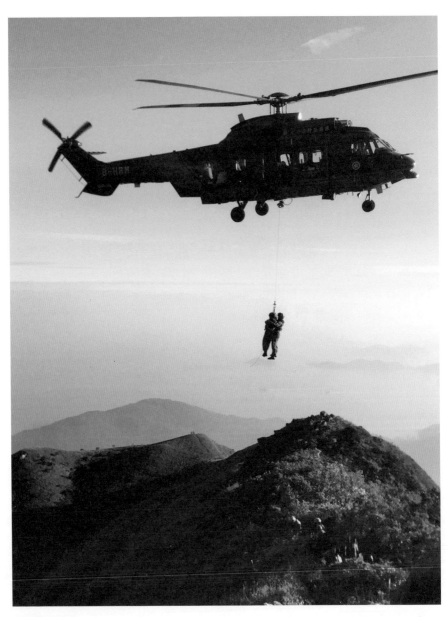

垂直懸吊升降

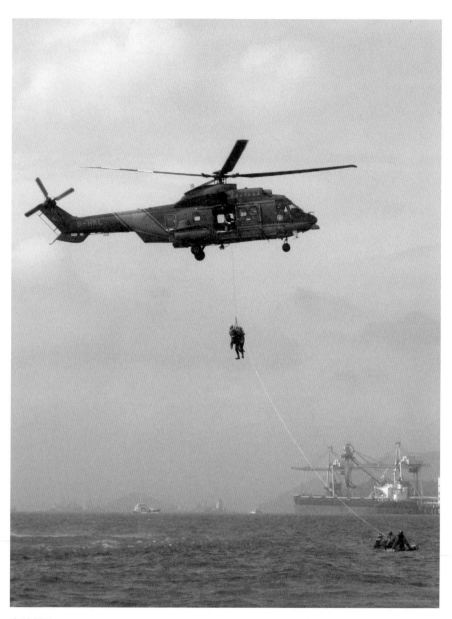

高線懸吊

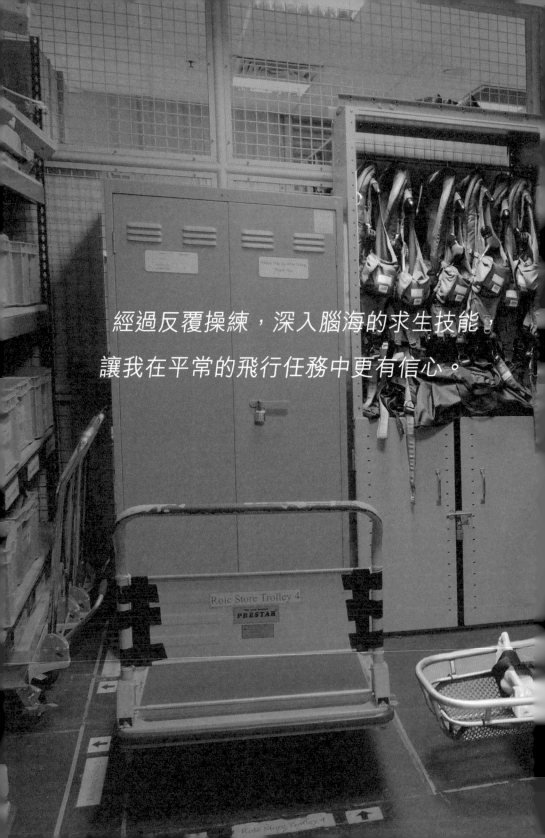

經過反覆操練，深入腦海的求生技能，讓我在平常的飛行任務中更有信心。

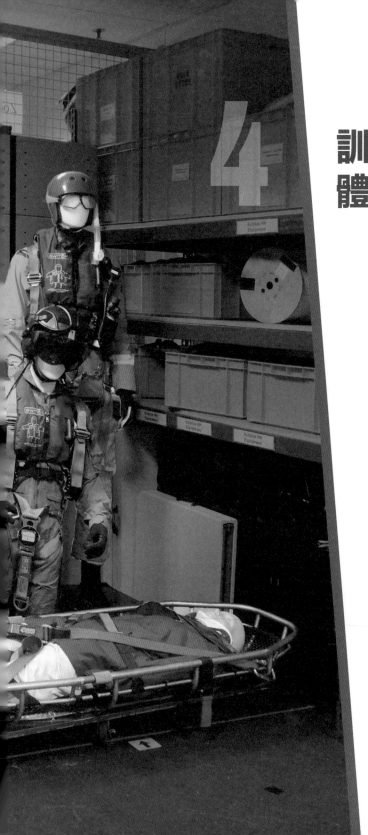

4

訓練與
體驗

入職培訓與戶外演練

　　所有透過公開遴選過程成功獲得政府飛行服務隊錄用,最終加入空中醫療隊的新晉飛行醫生和護士,在正式開始執行任務前都必須完成一個為期三天的訓練課程,以掌握與飛行服務隊日常工作相關的各種知識和技能。只有在順利通過各項考核之後,隊員才會被賦予在直升機上執行任務的資格,展開空中醫療救援生涯。

　　為期三天的訓練課程,第一天是在飛行服務隊總部大樓內進行的理論課堂和實習,講者包括高級別的空勤員、飛行醫生和飛行護士。理論教材的內容涵蓋了紀律部隊的規則和條例、香港空中醫療服務歷史與發展、基礎空氣動力學、飛行服務隊的常用航空術語、飛行安全守則、航空生理學、院前救援的原則和運作等主題。除此之外,還設有兩、三個臨床技巧工作坊,由資深隊員教授一些實際技巧,涉及機載醫療儀器的運用、直升機艙內的病人護理方式、從直升機懸吊升降的技巧,以及登機落機的正確方法等範疇。對於大部分人來說,實習環節是人生首次登上直升機艙,親手觸摸機上各種儀器的時刻,心情難免有一種說不出的喜悅和激動。

醫護知識的新體會

　　儘管大部分獲錄用的飛行醫生和護士,本身都有豐富的醫護工作經驗,但這些經驗往往只局限於醫院內的工作環境,院前救援的實際歷練則相對貧乏。因此,不少人在開始理論課程後才赫然發現,與直升機救援有關的知識和技能,對他們而言固然是完全陌生的概念,至於那些平常鮮有機會接觸到的醫療範疇,原來之前也只是一知半解。

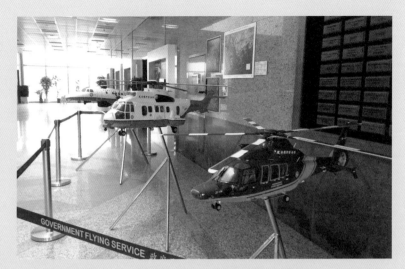

入職訓練課程的第一天，在總部大樓內進行理論講授和實習。

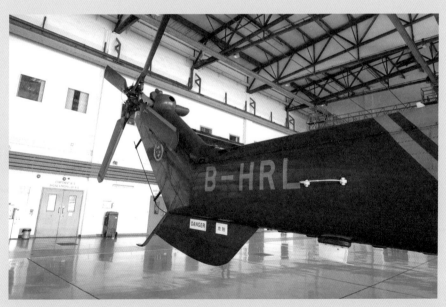

直升機機尾的垂直旋翼極其危險，無論機員或乘客都不能途經此區域上落直升機。

例如在航空生理學中，當飛機爬升得越高，空氣中的氧氣便越稀薄，患有呼吸和循環系統毛病的患者越容易缺氧，所以在航程中必須做好監測和應對的準備。再者，在一個密閉空間內的氣體，會隨着高度的上升而膨脹。一些在地面相對穩定的病症，如氣胸（Pneumothorax）、縱隔氣腫（Pneumomediastinum）、空氣栓塞（Air embolism）、潛水減壓病（Decompression sickness）等，當直升機上升到 1,500 英尺的巡航高度時，病情就有可能惡化，進而影響病人的性命安全。學習了這方面的知識，日後在運送這類病人時，飛行醫生和護士應該主動建議機師降低飛行高度，盡量減低風險。此外，很多平常被認為理所當然的事物，在着重紀律和安全的飛行服務隊裏，卻另有更極致的知識和更深邃的層次。例如，使用救生衣看似簡單，其實都有特殊學問。原來，在離開機艙後才適合為救生衣充氣，過早充氣會影響乘客在狹窄艙室中的活動能力，大大減低逃生的機會。這些實用的知識，無疑讓新隊員大開眼界，亦提升了個人的素養。

緊急狀況的模擬訓練

第二天上午的訓練仍在飛行服務隊總部的課室進行，主要講解安全與緊急程序。在直升機上工作，經常要飛到遠離陸地的海上執行任務，難免因為天氣原因和機件問題出現各種緊急狀況，飛行服務隊故此十分注重機組人員的安全，而且把這個指標置於各種考量的首位。每位隊員均必須熟悉如何正確使用各種個人及機上的安全設備，並熟練掌握諸如機上火警、發動機失靈及水上迫降等緊急情況下的處理程序。

下午的訓練是把上午學到的知識實踐出來的機會。視乎實際預約情況而定，練習一般安排在粉嶺警察機動部隊訓練基地或昂船洲消防處潛水基地進行，後者為亞洲最先進的消防潛水訓練設施。兩處地點的共同之處，均設有一個訓練用的泳池，可供新隊員練習直升機墮海後，如何在水下以隨身攜帶的小型壓縮空氣瓶呼吸，以及正確使用救生衣、救生艇和艇上的各種救生設備，從而掌握海上自救的求生技能。

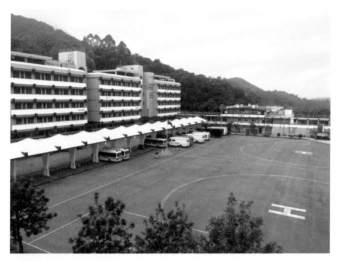

警察機動部隊訓練基地

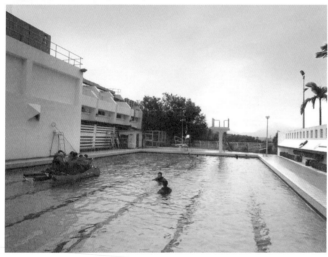

在基地內的訓練池,進
行救生筏的操作訓練。

　　訓練的其中一個項目,模擬在緊急情況下從直升機側門跳入海中的
情景,要求學員從池畔的跳台垂直跳進池內,並在水底為救生衣快速充
氣上浮。學員一個接一個像傘兵一樣,毫不猶豫地往下跳,在救生衣充
氣上浮後隨即游向遠處漂浮的救生艇,並自行竭力爬到艇上。約 20 年

前，我以左手按着胸前的救生衣，右手交叉地按着咬在口中的壓縮空氣吸嘴，從三米高的跳台邊緣一躍而下，雙腳垂直插進水中的情景，至今仍歷歷在目。

第三天的訓練項目，也分為室內和戶外兩部分。早上的室內部分是在課室中重溫飛行安全事項，以及學習上落直升機的其中一種重要方式 —— 垂直懸吊升降（Winching）。這是直升機在某些難以降落的地形執行任務時，機上救援人員往返機艙，和地面或船隻之間的常用方式。若曾在電影中看過這種吊運的情景，了解到人員在毫無保護之下，只以一條一、兩厘米粗的鋼索凌空懸吊在機外，就不難想像箇中的危險。有見及此，所有在直升機上工作的行動組人員，都必須熟練掌握這種升降方式的操作技巧。

實際踏上直升機

下午的戶外訓練由兩個項目組成。一是直升機的飛行訓練，目的是考驗新隊員在高空作業環境下會否感到畏懼，能否承受高速升降中產生的離心力，還要透過實際操練，把早上課堂學到的升降技巧實踐出來。隊員以不同的懸吊方式，從直升機依次降落在山野和航行中的船隻，練習在野外使用各種求救通訊設備。這是大部分隊員一生人首次體驗直升機飛行，所以絕對是三天訓練中最讓人期待、最令人興奮的項目。

戶外訓練的第二項，是在郊野和受限制的區域，演練如何拯救遇險的傷者。這是和飛行醫療隊日常工作最直接相關的訓練項目。即使每位飛行醫生和護士都是身經百戰的醫護能手，但在戶外那種不受控制的天候條件和地形環境下，再加上缺乏醫療設施及支援人手的客觀制約，一些本來簡單的醫療程序也會頓時變得困難重重，使欠缺院前救護經驗的新隊員舉步維艱。親身體驗了一次將要面對的實際工作狀況後，讓不少原本對自己能力充滿信心的隊員，立刻對飛行醫護這個特殊領域有了更深刻的認知和敬畏。

完成所有戶外演練後，下午會回總部作最後評估，對過去三天的訓練作一個總結。如無出現大問題，所有新成員都會順利通過評核，正式成為政府飛行服務隊輔助空中醫療隊的隊員，待日後完成所有正式的人事聘用程序，就會負起空中救援的使命。

　　正式成為飛行醫生和護士，並不代表已掌握全部技能，相反只是一連串系統性在職訓練的開端。隨後在每次相隔兩、三年的時間節點，每位醫療隊成員都須重新接受航空安全知識訓練和筆試考核，並重複進行水上和水下求生演練，以確保擁有在危急情況下安全逃生的能力。

怒海餘生

「快，快上來！」

雖然我大半個人泡在水裏，被波浪搖晃着軀體，只有胸口以上的部分露出水面，身不由己地跟着峰谷的起伏飄浮，但當我的目光隨着隊友喊聲的方向投射過去，最終停留在他向我伸出的那條堅定有力的臂膀時，我彷彿刹那間就被一股無形的能量注滿了勇氣和動力。我馬上鼓起本來所餘無幾的氣力，雙腿使勁地踢起水來，竭力向那隻盛載着最後希望的救生筏游過去。

離開了剛才圍攏在一起的隊友後，一道冰冷的寒鋒隨即從胸膛向下流遍整個軀軀，直至腳指尖才停了下來，讓我不期然打了一個哆嗦。自從直升機意外墮海，隊友們離開直升機後就一直採取「HELP」的姿勢，七、八個人手翹手在水裏圍成一個圓圈。HELP 姿勢是「熱力流失減緩姿勢」（Heat Escape Lessening Position）的英語簡稱，是墮海人士泡在水中待救時的標準姿勢。這種在水中圍圈的姿勢有多重好處。首先，圍攏在一起後，眾人的體溫會令圓圈內的水溫上升，使圈內的水溫明顯較圈外的高。假如時間夠長的話，圈內的水溫會漸趨於人體體溫。泡在接近體溫的水裏，可以有效減緩各人體溫下降的速度，防止低溫症過早出現。這對長時間泡在水中的遇險人士來說，極為重要。畢竟，低溫症是導致墜海人士失救死亡的其中一個主要原因。其次，眾人圍成一圈，可以讓每個人的視域疊加在一起，掃除了視線上的死角，讓倖存者可以持續觀察海上和空中的情況，不間斷地搜索路經的救援船隻和飛機，避免錯失獲救的機會。眾人聚集在一起，也可以互相提供精神上的支持，以保持求生意志。

我忍受着刺骨的寒流，鼓起餘勇奮力向着救生筏游過去。雖然我離開救生筏只有數米之遙，但要游過去也絕非想像中容易。數分鐘前，我從直升機跳進水中之後，便急不及待地以雙手用力拉下了救生衣下方的兩個環索。救生衣的內置壓縮氣瓶瞬間釋放出二氧化碳，迅速在一兩秒之內把救生衣的氣囊完全充氣，使我不致被滔滔的海水吞噬。雖然鼓滿氣的黃色氣囊讓我浮了起來，免除了我對沒頂遇溺的胡思亂想，但它緊緊地箍着我的脖子和上身，嚴重限制了我的活動能力，也局限了我的視線範圍。我無法以正常的方式游向救生筏，唯有把身體轉向，面部朝天，混合着仰泳的姿勢和蛙式的踢腿，艱辛地向背後移動。以這種方式前進，不但缺乏效率，也使我無法看得到身後的救生筏。

　　我不斷踢着腿向後盲目地蠕動，從面頰兩旁流過的冷水，偶然漫過眼睛和鼻樑，頓時把寒意傳遞到頭頂。一陣暈眩的感覺接踵而來，眼睛上方的天空開始輕微地旋轉和反白。我控制不住一份無法名狀的驚慄，從心底油然而生。有那麼一刻，我彷彿喪失了對自己的信心，懷疑自己可否依然保持清醒，繼續支撐下去。

　　「振作呀！不要停下來。快到了！」

　　從同一個方向，我聽到了同一把呼喝的聲音，但聲音的源頭顯然靠近了不少。那是希望的泉源，把我從放棄的邊緣喚醒過來。我的踢腿於是重新提高了頻率。

　　擾攘一番之後，我終於抵達救生筏的旁邊。我把左臂伸向艇上的隊友，他毫不猶豫就一把握緊了我的前臂。從他緊握着前臂的力量，我毫不困難就感受到他幫助隊友的堅決意願。他猛力一拉，便把我從水裏拉向了登艇的區域。

臨危不亂

我在登艇區稍微定下神來，觀察了一會登艇的方式，就如釋重負地輕輕呼了一口氣。遇到墮海意外固然是一樁倒霉透頂的事，但這回上天總算待我不薄。

漂浮在眼前的是熟悉的 SAR-7R MK2 可空投式救生筏。它是政府飛行服務隊的制式裝備，在定翼機和直升機上都有配置。要從水裏爬上救生筏，若從未接受過訓練，也絕非一件簡單容易的事。幸運的是，我對它一點都不陌生。

SAR-7R MK2 救生筏是中型充氣救生筏，額定容量為 7 人，過載容量為 11 人。它被設計成上下兩面都一樣，無論哪一面浮在水中，都可作救生用途。這條八角形的救生筏，在艇邊相對的位置設有兩個不同設計的登艇區，其中一個以繩梯輔助登艇，另一個則以繩網作為登艇工具。對我來説，使用繩梯從水中登艇需要較大氣力，而整個人趴在繩網上登艇，則相對比較容易。我十分慶幸，跟前泡在水裏的是一張梯形的繩網。

事不宜遲，我把整個上身先壓在繩網上，然後以雙手拉着救生筏邊緣的把手，逐步把身軀向上挪動，最後使勁翻了一個筋斗，從離開水面約 20 厘米高的邊緣滾進救生筏之內。

我在艇上回過氣後，便聯合之前的隊友向仍在水裏載浮載沉的同伴呼喊。他們像我先前一樣，逐一使勁向救生筏游過來，並在我們的協助下，吃力地爬上 SAR-7R MK2。

SAR-7R MK2 的空間十分狹小，當前後八人登上救生筏後，頓時變得侷促擠迫起來。眾人一個挨着一個，就連轉身都感到困難。即使如此，訓練有素的飛行服務隊人員，仍立刻互有默契地在救生筏的邊緣搜索起重要的資源來。

從未接受過訓練的海難意外生存者，即使能成功登上救生筏，也未必知道如何正確使用艇上的資源，因而平白錯失了最後的生存機會。

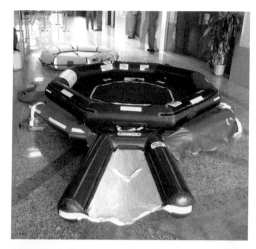

SAR-7R MK2 救生筏，此面是繩網方式的登艇區。

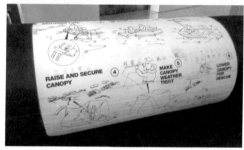

救生筏邊緣印有重要的操作指南。

海中求生四要點

　　海中求生的重要原則，由「保護」、「位置」、「食水」和「食物」四個要點構成，其重要性也依循以上的先後次序排列。簡單而言，遇到海上意外後，倖存者必須先找方法保護自己，而穿上救生衣和登上救生筏，就是各種保護方法中最鮮明的例子。相比救生衣，救生筏更可以保護倖存者免遭強烈陽光的照射、雨水的侵襲，以及海中猛獸的攻擊。其次就是透過各種方法，讓外界知悉自己身處的確實位置，縮短搜索的時間，從而提升救援的成功率。常用的方法包括開啟發送無線電訊號的「個人

位置信標」（Personal location beacon, PLB），以及施放煙火和信號彈等等。第三是食水。倖存者可以長時間不進食，但若四天不喝水，死亡的機會就已經很高。由於救生筏上儲存的食水十分有限，所以一般建議首24小時不喝水，留待之後才飲用。另外，應該用盡方法盛載和儲存雨水，以備不時之需。然而，不管在甚麼情況下，海水是一定不能喝的，那只會使人更快喪命。求生最後的一個要點才輪得上食物。一個正常人的身體擁有脂肪和蛋白質作為能量的儲備，大部分人不進食一個月仍然可以生存。艇上基本上只有少量乾糧，但有漁具可供垂釣。這些海上求生的原則，這次終於可以派上用場了。

其中一名隊友用不了多久，就在靠近救生筏邊緣的水裏，找到了盛載着各種用品和求生指南的塑料應急包。儲存在這個防水塑料袋內的應急用品，包括「立即行動指南」、小型信號煙火、日夜間信號煙火、飲用水、乾糧、求救反光鏡、急救包、保溫氈、暈船藥、信號閃燈、海綿、盛水器、防漏栓等裝備和工具。這些用品平常並不顯眼，但在危難的關頭，卻是賴以生存的依靠。

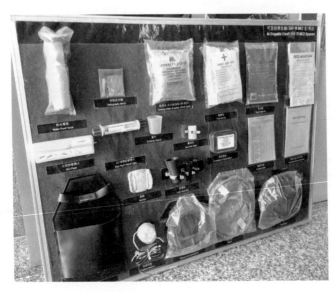

救生筏上存有各種應急的求生用品。

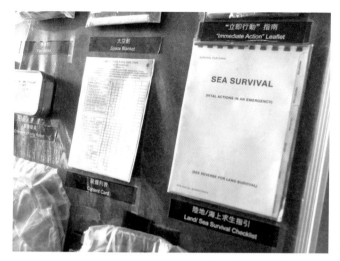

登上救生筏後，最首要的是找到「立即行動指南」，然後跟着指引按次序執行。

執行行動指南指引

第一件被拿出來的用品，是完全不起眼的「立即行動指南」。對於接受過救生筏使用訓練的人員來說，雖然大家對如何使用艇上的資源，早已有一定的概念，但救生筏畢竟不是經常接觸的東西，不可能清楚記得平時鮮有機會遇到的事物。然而，大家都必定清楚記住，登艇後的首要事項就是拿出這份指南，跟隨上面列出的指引逐一把迫切的事情辦妥。

「拯救水中的倖存者。」

被大夥兒委派讀出「立即行動指南」內容的隊友，開始逐字逐句高聲宣讀起每道指引來。

大家馬上環顧四周的海面，看是否仍有隊員被遺留在海上。此刻海面上突然刮起呼呼的狂風，波濤暴怒地翻滾，從四方八面捲起的巨浪洶湧而來，劇烈地拍打和搖晃着救生筏。救生筏時而被拋高，時而猛烈下墜。艇上的人肩摩轂擊般擠在一起，連能否坐穩都成了一大疑問。

「那邊有一個人！」

一名隊友彷彿受了巨大的驚嚇一樣尖叫起來。

大夥兒立即停了下來，全都朝他手指指着的方向望過去。離救生筏十多米處，一名隊員面朝天浸泡在水裏，沒有絲毫反應，似乎已陷入昏迷狀態。

飛行服務隊配備的救生衣是特製的，設計上與航機和輪船上備用的普通救生衣有很大的分別。普通的救生衣只有一個氣囊，充氣後雖能把使用者浮起，但若該人已經昏迷，卻不能保證其面部不會泡在水裏，這樣就不能排除溺水窒息的風險。飛行服務隊的制式救生衣，內裏設有兩個氣囊，能確保使用人士的面部永遠朝向上方，從而徹底消除面部因泡在水裏而引致窒息的可能性。

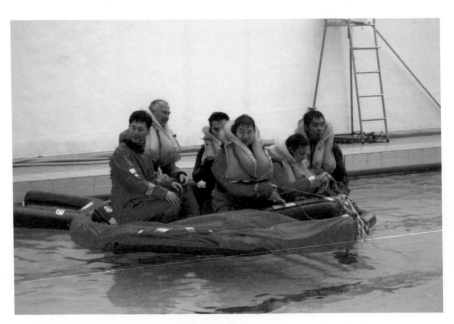

救生筏演練，學員穿上乾式潛水衣和雙氣囊設計的救生衣。

艇上一名較強壯的隊友，馬上噗通一聲跳入水中，朝那名一動不動的隊員游去。在他游到目標人物身旁後，艇上另一名隊員把一個連着繩索的橡膠圈，使勁地扔向負責救援的隊員。橡膠圈越過了那名隊員的頭部，落在離他不遠處的水面。他機敏地拉着浮在水面的繩索，把橡膠圈拉到自己的手中，並套在一條胳膊上。他的另外一條手臂，已經摟住了那名不省人事的隊友。艇上的人等他準備就緒，便一起用力把他倆一同拉回救生筏的方向。

救生筏上的人費盡九牛二虎之力，七手八腳地把兩人從水中拉了上來，並專門安排一名隊員照顧昏迷了的那個人。

「升起救生筏的上蓋。」

負責指引的隊友緊接着讀出了第二條指令。

各人於是馬上拉起兩邊的棚蓋，並以扣子合上。救生艇升起了上蓋，眾人總算有了藏身之所。蓋子能抵擋頭上猛烈的陽光，亦能擋風避雨防寒，更可以增強大家的安全感。

「清除救生筏內的積水。」

隊員浸泡在積水之中，時間久了會引致低溫症。為了自身安全，大家頓時又七手八腳地忙碌起來。

「分派和服食暈船藥。」

在海上隨着巨浪漂浮，難免會暈船和嘔吐。嘔吐是具有傳染性的，一個吐，其他人都會跟着吐。嘔吐物會弄髒救生筏內部，使環境變得惡劣，氣味也會令人不適。因此，預先服食暈船藥是標準的做法。

「修補救生筏破損的地方。」

隨着話音落下，大家立即認真地檢查救生筏的每個部位。遇到有破

損之處，便以防漏栓把漏氣的洞口堵住。救生筏承擔了艇上九個人的性命安全，所以修補工作一點都不能馬虎。

「分發食水。」

食水是十分寶貴的救生資源。大家都明白，遇險後首 24 小時都不應該隨便喝水。

「分發乾糧。」

……

「幹得好，今天的訓練到此完結，大家可以上來了。」

負責水池訓練的導師在池邊呼喊，水池上方的巨型鼓風機隨之慢慢停止轉動。風聲消失之後，波浪起伏的池水也平復了下來。

這兒不是巨浪滔天的大海，而是位於昂船洲消防處潛水基地內的訓練泳池。剛在這裏上演的是政府飛行服務隊行動組人員，每隔兩年進行一次的「安全設備和程序以及泳池救生筏演練」（Safety Equipment and Procedures and Pool Liferaft Drill）的操練場景。這個訓練的目的，是讓隊員熟悉救生筏上各種設備的正確使用程序和方法，並在救生筏上模擬訓練一次海上遇險時的操作情況。

政府飛行服務隊十分注重行動中飛機和人員的安全。要達致最高的安全水平，必須在平時定期進行操練，以提升隊員的心理質素和操作技能，使其具備隨時面對意外中各種嚴峻挑戰的能力。

救生筏演練

在政府飛行服務隊向外宣揚的四項使命之中，「安全穩妥」是排在第一位的目標。與此同時，飛行隊的三項理念之中，也以「安全」排於首位，力求以專業精神確保飛行安全。

飛行服務隊的飛機和隊員，每天都穿梭於香港的天空之上，頻繁地執行各類任務，不可能完全排除出現意外的機會。這是誰也無法迴避的事實。為了確保飛機和隊員的安全，除了要做好各型飛機的日常維修保養之外，更重要的是必須讓所有在機上執行任務的人員，都熟悉如何正確使用個人和機載的安全設備，掌握遇險時如何求生的概念和技巧，以及養成以安全為首的工作文化。一旦遭遇意外，這些技能就是改變生命走向的最可靠憑藉。對於這支每天都置身危機當中的隊伍而言，它設定的安全觀念和目標，基本上都是透過「安全設備和程序以及泳池救生筏演練」（Safety Equipment and Procedures and Pool Liferaft Drill）達成的。

飛行服務隊行動組的隊員，按規定需要每兩年接受一次安全設備和程序以及泳池救生筏演練。這是一個為期一天的訓練項目，上午在飛行服務隊總部大樓裏進行，下午則移師昂船洲消防處潛水基地內的水池進行實際演練。

上午的訓練分為兩部分。第一部分是理論課，由負責安全訓練的隊員講授各種海上遇險的求生概念和技巧、介紹直升機和定翼機上的安全和消防設施，以及教導使用個人安全裝備和救生筏設施的方法。

簡單而言，海上求生的概念可以「保護」、「位置」、「食水」、「食物」

四個重點來概括，而且依重要性按序排列。「保護」是海上求生的首要條件，如果機員在直升機遇險後不久就喪生了，根本不用再談以後的求生技能。因此，飛行服務隊在「保護」方面採取了很多必要的措施。

為了在最大程度上保護直升機上的成員，確保意外墮海後仍有較大機會保存性命，直升機融合了多種獨特的安全設計。飛行服務隊使用的兩款直升機，在設計上都加入了漂浮裝置。即使直升機肇事墮海，安裝在機腹位置的漂浮裝置會自動充氣，使直升機漂浮在水面而不致下沉，大大減低機員因被困水下、未能逃出機艙而遇溺的風險。

除此之外，兩款直升機上還有多種安全設施，讓成員能夠快速逃離機艙，並在稍後一段時間內能生存下來。首先，直升機的某些特定機門，可以從機艙內部整個向外快速脫落，以供逃生之用。其次，機艙兩面的舷窗都是緊急逃生出口。每個舷窗的四周，都圍繞着一條紅色封條。只要抓緊紅色封條的一端不斷用力拉下去，就可以把舷窗整個鬆脫，然後從內部向外推走。在原來窗口位置留下來的窟窿，就成了緊急逃生通道。每個緊急逃生出口都有長條狀的螢光燈圍繞。這些螢光燈不需電源，遇水就會自動啟動，即使在海底黑暗的環境，仍能清晰標示着逃生出口的位置。再者，兩款不同的直升機都配置了兩個手提式滅火器，供緊急滅火之用。最後，直升機還配置了救生筏，能以不同方式啟動充氣，讓乘員在離開直升機後有一個長時間安身待救之所。隊員留在救生筏上，可以躲避日照、風雨和海洋動物的襲擊，亦有食水和食物維持生命。

這些配置在兩款直升機上的設備，無論位置和使用方法都不盡相同，所以隊員需要定時重溫，確保在分秒必爭的危急關頭，都能純熟運用。

救生衣與救生筏

個人安全設備方面最主要是救生衣，以及附帶在救生衣上的一些用具。救生衣的設計目的是讓人在水裏浮起來，避免遇溺。但使用救生衣

需要技巧，運用不當反而會導致不幸的結局。救生衣必須在完全離開船艙或機艙之外才開始充氣，否則充氣膨脹起來的救生衣會阻礙遇險者在密室或狹窄環境之內移動。當海水大量湧進狹窄的艙室，遇險者浮起來後必然寸步難行，也無法正常游泳。這反而降低了他們迅速逃離艙室的機會，徒增被困艙內遇溺身亡的風險。

另一種極其重要的救生設備是救生筏。飛行服務隊一共有三種救生筏裝備，分別為 SAR-7R MK2 型、Winslow 1015 FA-AV 型及 Winslow 40LEEP 型救生筏。三種救生筏的形狀、容量、用途、配置的裝備以及使用的方法都略有不同，可配合不同任務和情況使用。

即使擁有眾多裝備，若隊員在遇到意外時，無法快速找到裝備擺放的位置，或不懂正確使用的方法，就不能發揮它們應有的功能和價值，也無法保障遇險者的安全。因此課堂講授的目的，就是要讓隊員深刻了解這些安全裝備的儲存位置和使用方法，確保隨時可以純熟地運用這些資源。

上午訓練的第二個部分，是對各種在課堂中學到的救生設備作實物考察。受訓隊員需要轉到機庫，先後坐進兩型直升機內，觀察救生設備

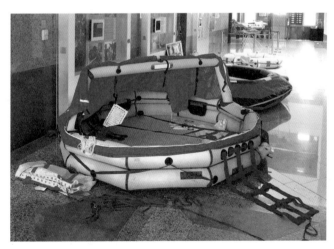

Winslow 救生筏

的實際擺放位置和正常下的狀態。也需要在總部大樓的地面大廳，觀察不同型號救生筏充氣完畢的狀況，並逐一檢視救生筏上配置的用具和設備。

　　完成兩個部分的訓練之後，隊員要在課室內接受筆試形式的評核，以確認所有受訓人員都掌握必要的安全知識。

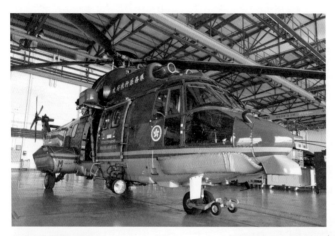

超級美洲豹駕駛艙和機身的門都能夠從內向外快速拆除（Jettison door），可以用作緊急逃生通道。

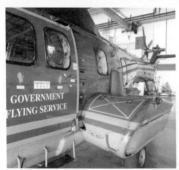

機身側面配有紅色封條的舷窗，也可以從內向外快速拆除。機腹側的灰色氣囊是漂浮裝置。

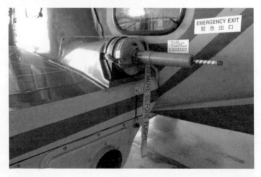

超級美洲豹上的自動運作緊急定位發報機（Automatically Deployed Emergency Locator Transmitter, ADELT）。當直升機意外墮海，此裝置能自動發出無線電定位訊號。

水中危機演練

　　下午的訓練項目，是在水池中進行的救生筏實際運作演練。由於飛行服務隊總部大樓內沒有建設訓練用的水池，所以這個訓練環節必須移師其他擁有相關訓練設施的地方舉行。2013 年之前，這個項目一直在粉嶺警察機動部隊（PTU）基地內的訓練池進行，此後已經改往昂船洲的消防處潛水基地的水池進行。該水池的上方安裝了巨型的鼓風機，能在水面產生波浪，藉此逼真地模擬海上的環境，使整個演練更貼近實際狀況。

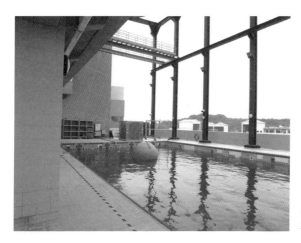

昂船洲消防處潛水基地的水池。

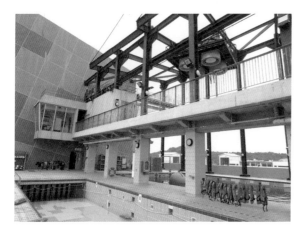

水池上方的鼓風機能吹出強勁氣流，在池面形成波浪。

水池訓練主要分為兩部分。第一部分是訓練隊員如何在水下運用壓縮空氣呼吸。飛行服務隊制式的救生衣上，都配備了一個壓縮空氣瓶（SEA bottle），內裏儲存了 46 升的壓縮空氣，壓力為每平方英寸 3,000磅（psi），使用深度限制為 13.5 米。使用壓縮空氣進行水下呼吸時，需要從救生衣上先拿下以軟管連接着壓縮氣瓶的吸嘴，然後把它放進口中呼吸。可供呼吸的時間受使用者的肺容量、呼吸頻率、水深及水溫等各種因素影響，所以不能一概而論。一般而言，壓縮氣瓶能為使用者提供約 20 口空氣作呼吸之用，時間約為兩至三分鐘。若使用者能夠保持冷靜並放緩呼吸的節奏，則可盡量延長水下呼吸的時間。

　　第二部分則是整個訓練最重要的環節，內容包括模擬直升機墮海後，隊員如何打開機上裝備的救生筏，並從水中爬上救生筏，繼而操演之後需要完成的一連串緊急程序。確實的情況在上一篇文章已有詳細描寫，在此不再贅述。

　　每兩年不斷重複進行這個訓練之後，各類與日常任務直接相關的安全知識和技能，基本上已經在潛移默化中深深植根於每名隊員的腦袋。一旦發生意外，隊員不需思索就能以本能反應，熟練地把各種應對方法施展出來。這不啻是「安全設備和程序以及泳池救生筏演練」的成功之處，在寓學於練的過程中達致了最佳的教育效果。

死裏逃生

「Ditching！Ditching！Ditching（緊急降落）！」

機艙內狹小的空間突然毫無先兆地響起外籍機員節奏急速的警告，一下子扭轉了我上機時悠然自得的心情。

雖然從當上政府飛行服務隊飛行醫生的第一天開始，我就知道有機會要面對這種普通人難以想像的危險處境，所以早就做好了心理準備，甚至也作好了最壞打算，但當聽到那個重複了三遍而且充滿了危機感的英文字時，我仍不禁繃緊了全身的神經。畢竟，這個接連出現三次的字強烈地暗示着，我以後可能沒法再見到水面以上的世界。

深藏在每位政府飛行服務隊隊員心中暗角的夢魘，那天竟讓我不幸碰上了。直升機因機械故障在空中驟然失去所有動力，碩大的機尾繞着機身的中軸瘋狂地旋轉起來，就像被老鷹啄斷了翅膀的海鷗，不由自主地搖擺着向海面俯衝下去。

思緒在經歷了一段短暫的空白之後，腦袋很快就重新回復了正常的運作。我隨即意識到在這生死攸關的時刻，再容不得半點遲疑。在天旋地轉的晃動之中，我使勁地穩定着身體，竭力避免被強大的離心力甩往一旁，專心一意讓身軀保持筆直地坐在機艙後排的座椅上。

胸膛裏的心臟撲通撲通地劇跳起來，額角上也冒起一滴一滴豌豆般大的汗珠。雖然我預料到將會遭遇甚麼可怕的事情，也鼓足了勇氣準備面對即將來臨的搏鬥，但我的軀體卻似乎沒有意志那麼堅定。它在不經不覺間向我流露出面對死亡時，任何人都無法逃避的緊張和恐懼。

直升機旋轉着急速往下墜，從窗外透進來的光線把機艙照得時明時暗。我頂着強大的重力歇斯底里地向窗外張望，渴望找到最後一線逃出生天的機會。由於機身搖晃旋轉得實在太厲害，儘管我已經用盡了力量，以目光極力搜尋，但眼睛仍無法聚焦在某一個特定的目標，唯一可以辨認到的就只有那深藍色的海水，像一道巨大無比的圍牆一般離我越來越近。我意會到海平面正向我迎面撲來，撞擊的時間已進入了最後的倒數階段。

　　我的腦海清晰地浮現起多年來為這一刻準備好的絕密檔案，雖然從未真正運用過，它的效果有多好我心中也真的沒有數，但事到如今，我只能跟隨着它的指引，並且把所有希望都寄託在它之上。

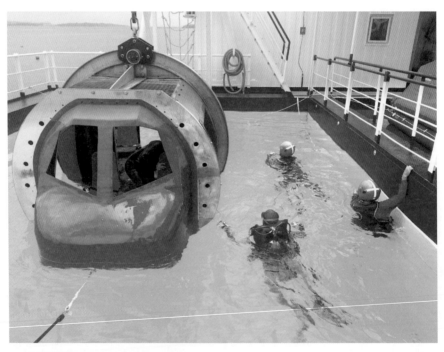

模擬直升機艙，可多名學員同時訓練。

直升機急速下墜

在腦袋中飛快地重溫了一遍緊急處理程序之後，我隨即微微地低下頭，以目光審視了穿在身上的救生衣狀況，也察看了掛在左腰的壓縮空氣瓶和連接着的呼吸管，確定它們完好無損。這兩個裝備是直升機遭遇海上意外時，機員最重要的求生工具，也是這一剎那我最用得着的法寶。緊接着，我用右手把套在救生衣胸前左上方的吸嘴摘下來，迅速塞到口中咬緊，然後挺直腰肢坐穩，雙手牢牢地抓着大腿旁的座椅邊緣，準備即將降臨的猛烈撞擊。

根據直升機旋轉和下降的速度，我在心裏估算撞擊的時間。

10……9……8……7……

到了預計撞擊前的數秒時間，我迅猛地把上半身向前彎曲起來，用力以雙手抱緊小腿。

這是預備撞擊的「Brace, Brace, Brace」標準姿勢，能減輕飛機掉進水裏時所產生的衝擊力對身體造成的傷害。

4……3……2……1

我一面做着撞擊前的準備動作，心裏仍念念不忘地繼續倒數。

砰然一聲，直升機的機腹重重地摔在水面，激起了數層乳白色的浪花。機身剎那間隨着衝擊力上下劇烈地晃動，我感到身體被激烈地搖擺了三四下。讓我感到稍微安心的是，我的雙臂仍緊緊地抱着雙腿，沒有被剛才的撞擊力把姿勢沖散。我用了大約兩三秒的時間感受身體各部分向大腦傳來的訊息，看來「Brace, Brace, Brace」姿態完美地達成了它的預期目的。我的身軀絲毫無損，手腳活動自如。

腦袋中的畫面播放空中的急降部分後，登時切換成直升機緩慢地墮進蔚藍色深淵的景象。在我 15 年的飛行醫生經歷裏，這是最不願觸碰、

最不願提起、也最懼怕遇上的情景。雖然以往從沒認真想過，某一天真的要在現實中面對這種最嚴峻的狀況，但既然最壞的事情確實發生了，在這一刻也只能竭盡全力為生存而戰。

我先把身軀重新坐直，並且迅速確認附近的環境狀況。本能反應驅使我立刻撕掉圍繞着座椅左面逃生窗四周的紅色安全封條。經驗豐富的直升機機組人員，在上機的時候定會確認逃生出口的位置。除了駕駛室和機艙兩邊的機門外，機身左右兩面的窗戶都是緊急逃生出口。在這些窗戶邊緣的一角，可以找到一條紅色的安全封條，只要抓着封條的一端用力拉扯，整條封條就可以沿着窗戶的四周被拉下來。被拉走封條的窗戶，可以從機內輕易地向外推開甩走，剩下的那個洞口便可以作為逃生之用。

按照原來的設計目標，直升機遇到意外迫降在海上時，設置在直升機機腹的氣囊會自動充氣，即使直升機部分損毀，亦會浮在水面。但這次我們卻真的是倒霉透頂了。我望出窗外，察覺到海平面與洞口的距離正逐漸拉近。這意味着直升機正逐漸沉進海裏去。

抓緊逃生窗

我抓緊海水從四方八面湧進來之前的數秒時間，雙手按在逃生窗的左下角使勁往外推，先把窗子甩脫。雖然把已經去掉密封封條的舷窗推出去，聽起來是一件簡單不過的事情，但真正做起來卻需要一點技巧。首先，在身體被安全帶繫牢在座椅的狀態下，伸手推走身旁的舷窗，並非想像中容易。受到安全帶的掣肘，手臂不能伸得太遠，也局限了發勁的力度。另一方面，即使在正常的狀態，如果把手掌錯壓在舷窗的中央位置，那怕用盡九牛二虎之力也不能輕易把窗戶脫掉。逃生窗的設計是要把力量施加在其中的一個角落，才會輕易脫落的。其次，如果海水已經漫過舷窗，由於艙內和艙外的水壓有極大的差別，等到這時才開始用力，不可能把窗戶向外推走。遇到這個情況，只能等到艙內注滿水，使

艙內和艙外的水壓達成一致，才可以發力把舷窗弄走。但到了這一刻，仍被安全帶繫緊在座椅上的人，早已被海水浸過了頭，定會十分緊張驚恐，也就更難用力進行推窗的動作。所以，在適當時候推走毗鄰的舷窗，是成功逃生的一個重要關鍵因素。

推走緊挨在左面的舷窗後，我隨即把左手緊握着空洞的窗緣，作為逃生出路的參考點。機艙進水後，視線會變得模糊不清，在直升機沉到海牀，甚或四周只剩下漆黑一片，那時空洞的逃生口在何處也可能看不清楚，所以準確標示逃生位置顯得極其重要。與此同時，我把右手用力按着拴在腹部的安全帶鐵扣之上，作為另一個重要位置的參考點，以備隨時鬆綁。若果因為找不到鐵扣的位置而無法鬆開安全帶，就沒法離開座椅，那可真是要命的。另外，雖然口中已咬緊了壓縮氣瓶的吸嘴，但為了節省寶貴的空氣，留待稍後水下逃生之用，我下意識地使用鼻孔呼吸，避免過早用口吸入壓縮空氣。

當一切就緒，我的腦袋立刻開始了繁複的運算，為迫在眉睫的生死搏鬥作好準備。

沒頂的一瞬

隨着直升機徐徐沒入海中，冰冷的海水霎時間從四面八方湧入機艙，四周響起撲通撲通的水聲，儼如把機艙內一切物件都毫不留情地吞噬掉。當刺骨的海水浸到腳脛的高度，一股強烈的寒意隨即像鋒利的劍刃一般直刺胸口，繼而劈向我的頭顱。死神彷彿以一種最具威懾力的方式挑戰我的勇氣和膽量，若非我歷來曾在腦袋中反覆演練過如何面對這種情況數十次之多，恐怕這股具有壓倒性的破壞力量，甚至可以把我最後的求生意志也一掃而光。

海水很快就從腳脛上升到胸口，再過不了兩三秒就已經漫過了額頭，我身上的飛行服已完全濕透。一種窒息的感覺頓時侵蝕着全身的每一個

細胞，好像有一雙無形的巨手緊緊地按着我的胸膛，也緊緊握着我的喉嚨。我開始感到呼吸困難，腦袋升起了一股頭昏腦脹的訊號。我及時調節呼吸的方式和節奏，竭力鎖緊兩個鼻孔，並開始用力地呼吸起壓縮空氣來。從口中噴出來的氣泡立刻朝我的臉龐猛撲過來，繼而左搖右擺地向頭頂飄去。

　　機組人員使用的壓縮氣瓶，並不是潛水員所用那種背負在身後的大型氣瓶，它只是一個可以隨手攜帶的小型金屬容器，配置在救生衣的左側下方，繫於腰間的位置。它的一端連着一條細長的呼吸管，呼吸管的盡頭是個吸嘴，套在救生衣的左側腋下。當遇險人士的頭部已完全浸沒而無法正常呼吸時，只需從救生衣摘下吸嘴放在口中，就可以吸入壓縮氣瓶內的空氣。由於儲存在氣瓶內的空氣是加了壓的，而且十分乾燥，所以呼吸起來比較費勁之餘，口腔內部的感覺也頗不好受。壓縮氣瓶可以提供多久的空氣呼吸，一直是每位隊員心中的一道謎團，誰也不能説清楚。可供呼吸多久，受諸多因素影響，包括海水深度、氣溫、以及使用者的呼吸頻率及活動程度等等。一般來説，壓縮氣瓶可為使用者提供大約 20 口左右的空氣，作水下呼吸之用。使用者若能掌握技巧，把節奏控制為吸得深而呼得慢，就可以最大程度上延長水下呼吸的時間。

　　這些以往學習過的知識和秘訣，平常都只是存在於腦海中的模糊印象，如今一下子全都在近乎絕望的處境中被突然喚醒過來，變成了虎口逃生的錦囊妙計。我明白留給我的時間已經不多了，如果在之後的兩三分鐘仍無法逃離這個牢籠，就再也沒有第二次機會了。

　　由於沒入水中之後重心改變，直升機開始頭下腳上地翻轉，但並沒有減緩向深淵掉下去的速度。從口中噴出的氣泡也跟着轉了方向，由先前湧往頭部轉移為奔向腳掌。我的耳朵隔着海水都能聽到鋼鐵被擠壓的聲音。那種悶悶的低頻音調混和着海水的嘈雜聲響，宛如一首大海奏起的安魂曲，帶着半警告、半嘲笑的旋律，吟詠着離死亡只有一步之遙的調子，同時也戲弄着仍在苦苦掙扎的遇險者。

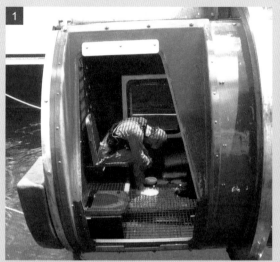
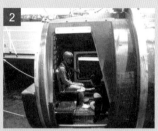
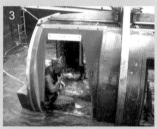
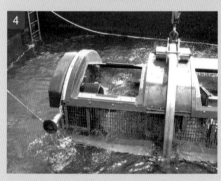
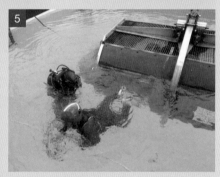

1　學員正採用「Brace, Brace, Brace」防撞姿勢，準備模擬直升機艙與水面撞擊的一刻。

2　左手緊握着座位旁舷窗的邊緣，作為逃生出口的參考點。

3　在池水不斷湧進機艙的一刻，學員立即把呼吸管的吸嘴塞進口中。

4　模擬直升機艙在水池中翻轉。

5　學員仍咬着呼吸管的吸嘴，從緊急出口逃生。

我像一頭被囚禁於獸籠中待宰的動物，被四周無法名狀的驚慄所包圍。我被籠罩在厚厚的混沌之中，看也看得模糊，聽也聽不清楚，連想大聲呼救也喊不出聲，彷彿被世界遺棄了一樣，無人願意施以援手，只能把所有注碼壓在自己身上。我唯一可以做的，只是咬着吸嘴默默無聲地呼吸，繼續在心裏排練着逃生的程序。

水底撞擊

直升機越往下沉，混沌的氣氛就越來越厚重，光線、聲音和方向感迅速被一種難以言喻的恐怖力量全部抹去。四周漆黑一片，鴉雀無聲。海水滲進倒轉的鼻孔，嗆鼻的感覺直衝前額，腦袋像被尖錐狠狠戳着一樣刺痛。我的眼前漸漸冒起一顆又一顆的星星，意識恐怕快將走到了盡頭。

「鎮定！鎮定！鎮定！」

雖然心臟怦然跳動，經驗也冷酷無情地催促着我，壓縮氣瓶只能提供約兩、三分鐘的空氣，但我仍重複警惕自己必須繼續忍耐，絕不能因驚慌而喪失理智。我被仍然緊扣着的安全帶繫在座椅上，整個人以翻轉了 180 度的姿態倒掛着，左手還是緊緊地按在窗邊，右手仍然頑強地按着腰間的安全扣。儘管我不清楚還要等多久直升機才能沉到海牀，立刻放開安全扣逃生的誘惑，也隨着時間一分一秒過去而驟然膨脹起來，但腦內仍保存着最後一個清晰的概念。我必須以這個姿勢保持在原位，等直升機停定以後才能有所動作。這個既可笑又危險的姿態，能為我在漆黑的環境中提供唯一的位置參照。雖然很不好受，但至少我仍然清楚知道，我的頭在下面、腳在上面，我的左面就是逃生出口。任何輕舉妄動都會令我在狹小的機艙內迷失方向，把我變成一隻盲頭蒼蠅，令我沒路可逃。

一秒、兩秒、三秒……

水裏的時間彷彿過得比陸地上慢很多，簡直有一種度日如年的感覺。我在心裏靜靜地估算時間，也在默默祈禱，希望直升機可以趕快落在海牀上。當數到第 10 秒的時候，直升機的頂部碰到了堅硬的物體，並發出低沉的金屬撞擊聲。在劇烈地震動了幾下之後，機身終於停止了搖擺。

　　漫長的等待終於完結，到了真正要開始「幹活」的時候了。

　　直升機在海牀完全停頓下來後，我馬上以右手扳開腰間的安全扣，急不及待地甩掉安全帶。掙脫了約束之後，我的身軀瞬間漂浮起來，幸好左手仍緊握着左方逃生出路的邊緣，才不致令整個人漂走。雖然四周漆黑得如深宵的郊野一樣，冰冷的海水也像針一樣刺着雙眼，但我仍竭力把它們瞪得盡可能的大，唯恐錯失任何一處可見的細節。

　　我以按在窗緣作為參考點的左手使勁一拉，身軀驀然穿過空洞的逃生窗，輕而易舉地擺脫了狹窄艙室的圍困，終於完全脫離了牢籠。感受一下口中呼出的氣泡正往哪一個方向走，以確認上下的方向後，我便開始用盡力氣踢起雙腿，跟隨氣泡向上游，不消一刻就安全浮上了水面。從解開安全帶到重獲自由的整個過程，所需時間不超過 10 秒鐘。

　　「恭喜你死裏逃生！」

　　岸上幾名早已脫險的隊友，以調侃的語氣向我笑着説。

　　我從水池中抬頭向上望，只見數名機員和飛行醫護人員，在下午高懸在頭頂的陽光下，悠然自得地在水池邊拿我開玩笑。他們已經完成了相同的訓練任務，正在岸上享受着東南亞溫暖的日光。

　　「幹得好！」穿着全套潛水衣的外籍教官，不知甚麼時候已經游到我的身邊，並輕輕拍了一下我的肩膊。

　　我向他豎起右手的拇指，示意感謝他的鼓勵。

　　我轉頭回望，剛才逃出來的模擬直升機艙正被懸掛在水池正上方橫

樑上的起重機，從水裏翻正及重新吊起來。剛才那位在機艙裏近距離向我高喊「Ditching！Ditching！Ditching！」的白人教官，已跨在模擬直升機艙的頂部，為下一個訓練項目作準備。

緊急逃生的技巧

下個項目的難度比這一個有所增加，受訓的學員要戴上塗黑了的潛水鏡，在一開始便已經伸手不見五指的環境中，重複再做一次相同的水下逃生程序，練習如何單憑感覺在極端嚴苛的水下環境中求生。

這是政府飛行服務隊飛行醫生和護士，每三年便必須在海外接受一次的「直升機水下逃生訓練」(Helicopter Underwater Escape Training, HUET) 的真實場景。HUET 的目的是使每名隊員在執行海上搜救任務時，若不幸遇到意外需要在海上迫降，並沉入水裏，都能在那生死攸關的一剎那熟悉該如何自救。

在那旁人無法施以援手的瞬間，只有自己的知識、經驗和本能反應，才是生存的可靠依據。這也是隊員反覆認真操練的原因和動力。

直升機水下逃生訓練

　　所有飛行服務隊的隊員都明白，使用直升機執行救援行動本身附帶一定的風險。在形形色色的潛在危險之中，直升機墮海並沉入水裏，不啻是大部分行動組隊員心中的夢魘，乃任何人都不願意遭遇的狀況。原因是其他各種危險情況，或多或少都有一些時間留給機上的人員作出反應，而直升機沉入水中留給機員逃生的時間卻極短，僅有一閃而過的三、四分鐘。在這段瞬間即逝的時間內，若未能把握機會迅速逃出機艙，機員面對的恐怕就只剩下窒息死亡的悲慘結局。

　　世界很多角落都有直升機接載乘客在海上往返飛行，而且不時發生直升機墮海的意外。根據統計數據，直升機墮海意外中的總體死亡率約為 65%，當中沒有接受過水下逃生訓練的乘客，死亡率高達 93%，而訓練有素的機組人員則大幅降為僅約 15%。這些以不幸事件換來的教訓和數據，確切地反映出水下逃生訓練在直升機意外生存率上的重要性。

救人前先學逃生

　　為了安全起見，政府飛行服務隊為每位行動組的隊員，均安排了定期的「直升機水下逃生訓練」（Helicopter Underwater Escape Training, HUET）。輔助醫療隊的醫生和護士，需要每三年進行一次此項訓練，而全職的機師和空勤員，由於在直升機上工作的時間更頻密，所以更是每兩年受訓一次。法例規定所有在直升機上工作的人員，必須定期接受這項安全訓練，並成功完成評核及取得證書，才能獲得繼續工作的資格，否則便需要暫停直升機上的相關工作，直至完成所需訓練要求為止。

直升機水下逃生訓練，又被稱為 Dunker training。這是一種無論在硬件和軟件上，技術要求都比較高的訓練項目。在硬件設施上，需要有水池、模擬直升機艙和起重機等一系列相應的設備。在軟件方面，需要有相關訓練資格的導師授課以及在水下作出指導，亦需要經驗豐富的潛水員提供水下的安全保障。由於本港缺乏相關的訓練設備和導師，所以到了接受這項訓練的時間，受訓隊員就需要飛往新加坡，到專門的訓練基地進行一天的實習演練，整個行程前後需時三日兩夜。

　　這個水下訓練項目是飛行服務隊所有訓練中，最刺激、難度最高、最具挑戰性的一個，對不諳水性的隊員來說，也是一個不小的考驗。這段三日兩夜的受訓日期，被視為隊員的正式工作時間，即使是輔助醫療隊成員，也有薪金發放，另外還有海外的生活資助，機票也是由政府飛行服務隊提供的。如此種種，也使這項在新加坡進行的訓練，成為飛行服務隊提供的諸多訓練項目之中，最受隊員歡迎的其中一項。

　　受訓隊員通常是一行七、八人提前一天到達新加坡，入住當地酒店。第二天才是正式受訓的日子。在 2017 年以前，飛行服務隊選用的訓練基地，實際上是一艘停泊在海上的大型特種船舶。受訓隊員需於新加坡某個工業園區的碼頭，先乘坐由承辦商提供的小型接駁船隻前往該船。自 2017 年起，飛行服務隊轉換了訓練承辦商，改在位於該國南面海岸的新加坡理工學院轄下的 Poly Marina 受訓，大大減少了舟車勞頓之苦。

　　雖然訓練承辦商和基地位置都有所改變，但訓練基地的設施基本上是大同小異的。直升機水下逃生訓練最重要的設施，是水池、模擬直升機艙和起重機，在這兩處地方都一應俱全。另外，個人保護裝備、救生艇和艇上裝備，都是必備的教學工具。

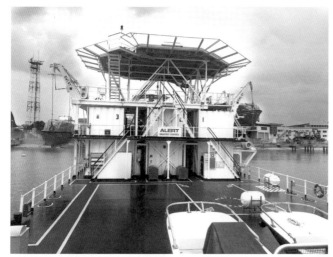

2017 年前，HUET 的訓練設施設在一般停泊在海上的大型特種船舶之上。船舶的一端是課室，頂層設有直升機平台。

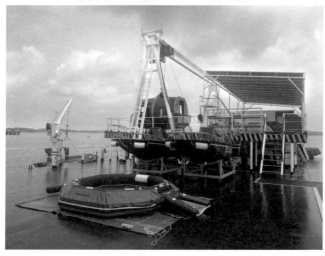

船舶的另一端設有 HUET 的重要訓練器材，包括水池、模擬直升機艙和起重機等。

保持鎮定，按步驟解困

受訓當天的上午，一般是課堂上的理論課程。導師主要透過簡報幻燈片和錄影片段，幫助學員重溫直升機遇到意外，緊急迫降海上的正確應變方法。建立處變不驚的良好心態、依循既定的逃生程序、保持強烈

的求生意志，三者乃是遇難後成功逃生的不二法門。

　　根據以往經驗，當遇到意外之後，恐慌是最常出現的第一種心理狀態。恐慌令遇險者無法正常思考，繼而無法作出適當的判斷和反應，整個人無論在心理上和行動上都變得僵硬，只能在驚惶失措之中坐以待斃。因此，這項訓練的其中一個最重要目的，就是要讓學員透過理論上的認知和實際上的演練，克服心理的恐懼，從而在遭逢意外時能夠時刻保持鎮定的態度。

　　當直升機肇事墮海之後，機艙內部必定極其混亂。要求遇險者在高壓之中慢慢思考怎樣逃生，並不實際和可行，相信成功的機會也不會高。預先設定逃生的正確程序，讓機組人員不需思考，只要依循預案中每個經過精密考量的步驟逃生，顯然是更為合理可取的做法。預先制定的直升機水下逃生程序，大致可簡略為以下的一連串動作：

1　保持冷靜，避免恐慌情緒出現。

2　做好直升機撞擊的保護動作。

3　確定附近的緊急逃生出口。

4　預先把一隻手按在毗鄰的緊急逃生出口作為參考位置。

5　把另一隻手放在腹部前方的安全帶扣環之上。

6　在直升機即將撞擊水面前，摘下套在救生衣左側的吸嘴放進口中咬緊。

7　把手放回腹部前方的安全帶扣環之上，擇機解開安全扣。

8　直升機墮海入水，待海水即將漫過口鼻時，開始轉用壓縮空氣瓶呼吸。

9　保持平緩呼吸，等待直升機沉入水中，直至落在海牀停定為止。

10　鬆開腰間的安全扣，甩開安全帶。

11　離開座位，從緊急出口逃生。

12　逃出機艙後才迅速為救生衣充氣，儘快浮上水面。

13　成功逃生的人在海面上互相翹手圍成一圈，以減緩體溫流失的速度。

14 逐一爬上附近的救生艇。

15 拯救無法自己爬上救生艇的受傷人員。

　　上了救生艇不就等於可以脫險。在大海漂浮待救期間，由於艇上空間狹小，炎熱擁擠，又缺乏食物和淡水，而且也可能受到海洋生物的威脅，所以時間並不容易熬過，絕非每個人都擁有足夠堅強的意志可以支持下去。以往的真實事例顯示，在同一次海難中，船員分別登上了兩條救生艇。在其中一條救生艇上，因為缺乏強而有力的指揮，所以船員都不懂得如何面對惡劣困境，在自暴自棄下不久就全部喪命。而另一條艇上的船員，由於擁有出色的領導人員，一直保持高昂的求生意志，每人都有細緻分工，而且嚴守紀律，經過很長的一段時間後最終全部脫險。由此可見，在環境相同的情況下，求生意志就是改寫命運的唯一要素。

　　如果上午的理論課只是讓學員把已經學過的知識，重新溫習一遍，那麼午餐之後的水池實習，才是真正步入訓練的核心階段。

重複演練變成本能反應

　　顧名思義，直升機水下逃生訓練一定離不開水中的練習，需在水池中進行。水池的上方設置了金屬製的橫樑，橫樑上設有可移動的起重機。起重機吊着模擬直升機艙，可以把機艙沉入池中，也可以把它從池中拉起。每名受訓隊員都要穿上訓練用的飛行服，佩戴救生衣和頭盔，更少不了要帶上壓縮空氣瓶，然後逐一坐進模擬直升機艙，於座位上繫緊安全帶。下一步就是在導師的指導下，完成各種狀況的水下逃生動作，把上午課堂中學到的逃生程序實踐出來。在整個過程中，一名潛水員負責在水中進行密切監察，隨時拯救有遇溺危險的隊員，以策安全。

　　每名隊員必須反覆進行最少六次練習，每次練習的內容都略有不同。總括而言，就是由淺入深，逐步增加難度。模擬直升機以不同的狀態沉入水中，考驗隊員能否每次都成功脫險。

1 直升機垂直沉入水中，受訓隊員需要從座位旁的逃生出口逃離機艙。

2 直升機垂直沉入水中，隊員需要從座位另一邊的逃生出口逃離機艙。

3 直升機在沉沒的過程中翻轉 180 度，隊員需要從座位旁的逃生出口逃離機艙。

4 直升機在沉沒的過程中翻轉 180 度，隊員需要從另一邊的逃生出口逃離機艙。

5 直升機垂直沉入水中，隊員需要戴上塗黑了的泳鏡模擬漆黑的環境，從座位旁的逃生出口逃離機艙。

6 隊員需戴上塗黑了的泳鏡，以安全帶緊繫在座椅上。吊起來的模擬直升機艙快速沉入水池中，頭上腳下倒轉 180 度。隊員先要摸黑摘取附帶在救生衣上的吸嘴，把它放進口中呼吸，然後用力推掉座位旁逃生窗的玻璃。下一步就是要等待機艙完全停下來，在十餘秒內冒着鼻子進水的折磨，伺機鬆開腰間的安全扣，解下安全帶，並從窗口逃逸。

由於任務上的分別，機師和空勤員的訓練項目與醫療隊隊員稍有不同，難度也略高於後者。成功完成這六項演練後，隊員才能正式通過評核，獲得認可證書。

在擔任政府飛行服務隊飛行醫生的 15 年中，我一共接受過五次直升機水下逃生訓練。經過反覆操練，課程的所有資料差不多都已謹記於心，水下的逃生動作也逐漸變成了本能反應。這種深入腦海的求生技能，讓我在平常的飛行任務中更有信心，也更具安全感。雖然我並不希望在工作中真正要發揮出這種技能，但一旦發生不幸的意外，我深信自己已完全準備就緒，隨時可以勇敢面對千鈞一髮的危機。

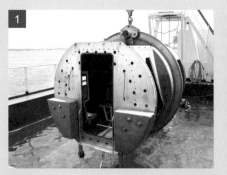

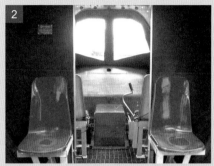

1 模擬直升機艙背面

2 機艙內部配置

3 機師在模擬駕駛室內
接受訓練。

4 起重機把模擬直升機
艙降下池中，池水已
浸過了機師的頭部。

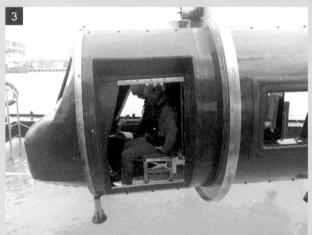

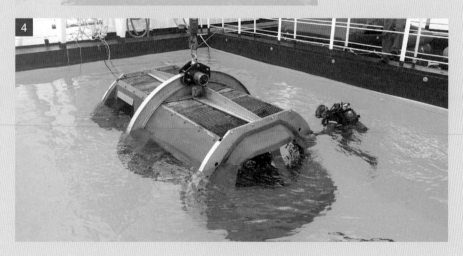

航空醫療的切實體驗

　　世界頭號軍事強國美國自越戰後至今的四十多年間，憑藉其裝備精良先進的海空軍力，在世界每個角落幾乎打遍天下無敵手。但諷刺的是，美國空軍近年遭受的最大挫折，卻並非敗於沙場上的對手，而是栽倒在自己的利刃之下。

　　號稱全世界戰力最強、單價高達 1.8 億美元的 F-22「猛禽」隱形戰鬥機（Lockheed Martin F-22 Raptor），本是美國空軍皇冠上的明珠，奈何在 2009 年和 2010 年分別發生兩起常規訓練中的致命墮機事件，這隻「猛禽」便由五角大樓（美國國防部大樓）的驕傲迅速淪為飛行員的夢魘。美國空軍於 2011 年 5 月下令，麾下全部的 F-22 機隊無限期停止作戰飛行任務，並將訓練飛行高度限制在 25,000 英尺以下。2010 年的事故調查顯示，意外與機艙內置的供氧系統設計上的瑕疵有關，在高空飛行時出現供氧不足的情況而導致飛行員昏迷，並以機毀人亡的悲劇告終。

　　小時候我很喜愛看戰爭電影，尤其是空戰的場面。熒幕上戰鬥機互相追逐狗鬥的畫面精彩萬分，但亦曾經使我感到十分納悶。在知識還未豐盛的年代，我的腦海中長時間存在一個疑問，何以二戰時期的戰鬥機飛行員，可以在敞開座艙蓋飛行中的戰機上，無需配戴氧氣面罩，反而當代的噴氣式戰機飛行員卻要關上座艙蓋，並需戴上氧氣罩呢？這不是時代和技術上的倒退嗎？

　　這個問號一直埋藏在心裏，經過了中學，完成了大學，甚至當上醫生的初期，仍未能獲得一個能完全説服自己的答案。直到後來當上政府飛行服務隊的飛行醫生，接受了航空醫學的訓練，經歷了真正的飛行工作，

擴闊了認知和現實層面的眼界，方知曉答案全繫於飛行高度之上。

飛行高度與缺氧

道爾頓分壓定律（Dalton's law），在航空醫學中是一條極其重要的法則。它簡明地指出，一種混合氣體產生的總壓力，等於其中個別氣體的分壓（Partial pressure）之總和。大氣層內的空氣是一種混合氣體，由氧、氮等多種氣體混合而成。即使在不同高度，大氣中氧氣的比例一直保持在 21% 左右，但由於大氣的總壓力隨着高度上升而下降，氧氣的分壓也隨着高度上升而按比例下降。氣體的濃度因而變得稀薄，氧氣分子的密度也相應減少。

在海拔 8,000 英尺的臨界高度，氧氣的分壓下降到一個開始誘發缺氧反應的水平，這也是高山反應開始出現的高度。到了 10,000 英尺高空，人類會出現明顯的低血氧症（Hypoxaemia），產生頭痛、暈眩、噁心、疲倦、呼吸困難、心跳過速等徵狀，並有機會出現嚴重的高山症反應。在這個高度上飛行，必須替機艙加壓或以儀器製氧，才能保障機上人員的安全。當代長途客機的飛行高度一般在 35,000 英尺左右，以渦輪風扇發動機為吸進機艙的低壓空氣加壓，使艙內氣壓維持在海拔 8,000 英尺水平，確保最基本的氧氣分壓供乘客呼吸之用。

這就解釋了何以二次大戰時的螺旋槳戰鬥機飛行員，很多時候都不需要戴上氧氣面罩，反而現代化噴氣式戰鬥機的飛行員，卻必須緊閉座艙蓋及戴上氧氣面罩飛行。原因是二次大戰時的戰鬥機巡航高度，根本及不上當代的噴氣式戰鬥機。在較低的高度飛行，氧氣分壓依然很高，足夠人類的正常呼吸需要，不致引起缺氧反應而產生危險。現代的戰鬥機可輕易在 50,000 英尺上空翱翔。在那個高度之上，假若不為機艙加壓或製造充足氧氣，人類是不可能存活的。

另一個側面反映出，如果 F-22「猛禽」為了保障飛行員安全而一直限制在 25,000 英尺以下飛行，在那高度甚至連民航客機都遇不到，遑論作戰？美國空軍這次遇到的問題，可不只是丟臉這麼簡單了。

與航空有關的領域中，道爾頓分壓定律的應用十分廣泛，也是從事空中醫療服務的人員不可或缺的知識。

機內缺氧的嚴重空難

2005 年 8 月 14 日，一架由塞浦路斯飛往希臘雅典作中途暫停，目的地為捷克布拉格的塞浦路斯太陽神航空公司波音 737 客機，起飛後不久便與地面的航空交通管制員失去聯絡，但卻在雷達顯示屏上一直依照原定路線飛往目的地，並在兩小時後於雅典上空不斷盤旋。希臘空軍兩架 F-16 戰鬥機奉命緊急升空，執行警戒伴飛任務。當戰機迫近客機時，機艙內的景象讓飛行員不禁大吃一驚。兩名戰鬥機機師看到客機上所有乘客雖然都戴著氧氣罩，但均已昏迷不醒。在機頭的駕駛艙內，正機師已不知所終，而副機師則暈倒駕駛席上，並未戴上氧氣罩。機上只有一名提著氧氣瓶的機艙服務員仍然清醒，並嘗試控制航機，卻未能成功。客機未幾墜毀在雅典北部山區，釀成歐洲史上最嚴重的空難，機上 121 人最終全部罹難。

事故調查報告指出，該客機在起飛前，維修人員錯誤地把機艙加壓系統由自動模式設定為手動。客機起飛後以每分鐘 3,000 英尺的速度爬升。當客機爬升到 7,000 英尺，冷卻系統警告燈首先亮起。到了 10,000 英尺高度，機艙失壓警告啟動。到了 14,000 英尺，另一個警告相繼響起，氧氣罩亦因機艙失壓而自動落下。然而，機師卻誤以為是冷卻系統問題引致一連串誤鳴，因此沒有採取任何緊急應對措施，而且沒有戴上氧氣罩。他們保持著這種狀態一直爬升至 34,000 英尺的巡航高度，導致缺氧昏迷無法繼續操縱客機。雖然在抵達雅典之前，機上乘客和機組人員除一人以外已經全部喪生，但客機仍按自動導航模式像幽靈一樣飛

行，最終耗盡燃油以墜毀的結局降下悲劇的帷幕。

人體內，紅血球上的血紅素（Haemoglobin）負責在血液內把氧分子帶到各個器官組織。血紅素帶氧的飽和度（SaO2）和氧氣分壓的關係並不是成正比的，而是以一條 S 形曲線為代表。氧氣分壓高時，SaO2 也高。但當氧氣分壓逐漸下降到一個特定的水平，SaO2 便會不成比例地越跌越急。

隨着高度上升，氧氣分壓逐漸減少，SaO2 也因而急劇下降。在地球表面，正常人的 SaO2 接近 100%。在 8,000 英尺的高度，大部分人的 SaO2 已下降到 93% 的邊緣性指標，剛好在缺氧與不缺氧之間。一般客機於是把機艙加壓到 8,000 英尺的水平，以確保最基本的氧氣供應量。如果戶外的高度再往上升 2,000 英尺，到達 10,000 英尺的話，SaO2 的平均值就會快速下降到 87% 的危險水平，人體亦會出現明顯的缺氧反應。從水平面上升到 8,000 英尺，SaO2 只由 100% 下降到 93%，跌了 7%。但從 8,000 英尺上升到 10,000 英尺，SaO2 就由 93% 急速下降到 87%，2,000 英尺內下跌了 6%，可見降幅是不成正比的。這就說明了在 10,000 英尺的高空，少許的高度上升就可能導致嚴重的後果。

當客機機艙在高空出現失壓現象，不能保持 8,000 英尺水平的氣壓，氧氣罩會自動落下，但只能提供約 15 分鐘的緊急氧氣供應。機師必須把握這段短暫的時機，把客機下降到海拔 8,000 英尺的安全空域，以解除缺氧的威脅。可惜在太陽神航空公司的波音 737 客機上，兩名並未配戴氧氣罩的機師受大腦缺氧影響，無從對警告作出正確判斷和執行相應行動，遂導致史上其中一宗最神秘的空難。

氣胸病人在空中危機更大

除了道爾頓分壓定律，波義耳定律（Boyle's Law）也是航空生理學中另一條極為重要的法則。波義耳定律指出，在定量定溫下，氣體的體積（V）與壓力（P）成反比。

$$P1 \times V1 = P2 \times V2$$

以一個容易理解的實例看這個定律，積存在海平面一個密閉空間裏的空氣，若把它提升到 10,000 英尺的高度，因為氣壓下降，體積就會膨脹 1.5 倍。若把它提升到 40,000 英尺的高度，體積便會擴大到 7.6 倍。由於這種氣壓和體積在不同高度位置上的變化，一些患有諸如氣胸（Pneumothorax）、縱隔氣腫（Pneumomediastinum）和空氣栓塞（Air embolism）等疾病的病人，在海平面的情況可能仍算穩定，但當他們被飛機送到高空後，不正常地積存在身體某部的空氣便會膨脹，病情亦會隨之惡化，而惡化的程度與身處的高度相關。作為在空中護送這些病人的醫護人員，不能忽視這種嚴重後果，必須事前作出相應的處理計劃。

這些航空醫學的知識，都是我在過去 15 年的飛行醫生歲月裏，從政府飛行服務隊提供的各種訓練課程之中學習得到的。即使是專業的醫生護士，若不曾在飛行服務隊裏服役，未必有機會接觸到這些知識，更不可能把它們在日常生活中運用出來。這些知識不僅充實了我的認知領域，更把我帶進一個常人難以觸及的廣闊世界，極大地豐富了人生的色彩。

除了之前說過的入職訓練、安全設備和程序，以及泳池救生筏演練、直升機水下逃生訓練之外，飛行服務隊還為空中醫療隊的隊員提供了不少定期及非定期的訓練，以期增進每名隊員的知識和技能。

首先，在當值的日子若碰巧遇到正規人員進行訓練，飛行醫生和護士可以自行要求參與。這些臨時爭取的機會主要是懸吊升降訓練，練習

以鋼索在直升機和船隻之間上落的操作技巧。

另外，輔助空中醫療隊約每半年舉辦一次訓練日，讓隊員分享曾經處理過的嚴重個案，同時也有隊員作專題演講。透過同袍在執行艱難任務中的親身經歷，隊友可以從中學習及汲取教訓，擴闊眼界和閱歷。

除了泳池救生筏演習之外，每隔若干時間，飛行服務隊會進行像真度更高的海上演習（Sea drill）。這項演習的主要訓練對象是正規隊員，輔助空中醫療隊的隊員不需要硬性參與，但在某些特別情況下也可能獲安排參加。因此，不是每位飛行醫生和護士都有機會接受這項訓練。在這項規模比泳池救生筏演習大得多的訓練中，其中一組受訓隊員被安排在海裏飄浮，模擬海上遇險的情況。他們需要從水裏爬上救生筏待救，並且把正常的救生筏操作過程完成一次。另一組受訓隊員則扮演搜救隊的角色，駕駛直升機前往演習海面把救生筏上的隊友救回陸地。

最後，飛行服務隊還提供財政上的資助，讓飛行醫生和護士依照資歷排序，輪流到海外進修，修讀與航空醫療相關的課程。

豐富航空醫療知識

2013 年 3 月 15 日至 17 日，我獲飛行服務隊資助，前往澳洲布里斯班修讀 Specialized Training in Aeromedical Retrieval（STAR）Program。這是一個主要為澳洲當地醫生、護士和救護員提供的空中病人運送課程，也接受來自世界各地的醫護人員報讀。

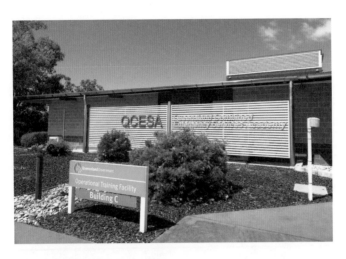

到澳洲布里斯班進修 STAR 課程。

　　這個為期三天的課程，主要在布里斯班的昆士蘭綜合緊急服務學院進行。課程的主旨是教授以定翼機及直升機運送病人的相關知識，包括了航空生理學、空運病人的不同方式、轉運病人事前的籌備工作、所需儀器和藥物、轉運過程的監察和應變、高危病人組別的特殊考慮等範疇。課程的第二天是精華所在，特別安排學員到訪澳洲「皇家飛行醫生服務」設於布里斯班機場的基地，實地參觀運送病人的定翼機及直升機，觀看基地及飛機上的醫療設施。這是極為難得的機會，可以一窺澳洲航空醫療支援服務的實際運作情況，足以讓人大開眼界。

　　整個課程最讓我印象深刻的，是安排在最後一日晚上的模擬訓練。主辦單位當晚安排了七、八個精心設計的模擬醫療個案，讓學員輪流當救援小組領導，以團隊合作精神拯救病人。每個個案都驚心動魄，道具栩栩如生，扮演病人的演員都經過專業化妝，而且演技精湛投入，使接受訓練的每一名學員都獲得前所未有的逼真體驗。那些模擬個案包括被鐵柱貫穿腹部的傷者、被困在濃煙密佈的火場中的工人、在意外中被扯斷小腿後送到診所的傷者、車禍中被困車廂內神智不清的司機、嚴重哮

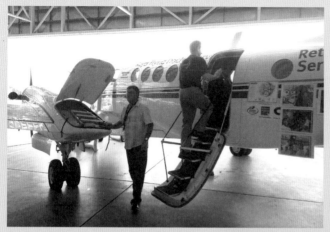

澳洲布里斯班「皇家
飛行醫生服務」基地
內運送病人的定翼機。

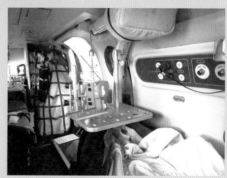

運送病人的定翼機機艙內部

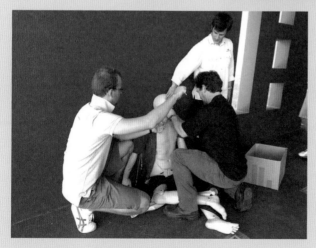

導師在教授特殊情況下的
插喉技術。

喘病發的小童等。即使我當了十多年的急症室醫生，在面對那些模擬個案時，仍緊張得心驚膽跳。

　　這個課程不但內容豐富，更是我暫時一生中曾修讀的課程中最難忘的一個。由於澳洲地廣人稀，乘搭公共交通工具頗為不便，所以我在當地租了一輛小汽車代步。每天早上，從下榻的旅館驅車前往受訓基地，下午放學後就一個人自由自在地到處遊歷，偷得浮生半日閒，盡情享受無拘無束的異國情懷。我租住一間名為 Waterloo Bay 的鄉郊旅館，室內設施簡潔平實。一天晚上，家裏的人透過智能電話傳來一個讓我喜出望外的訊息。我在那間樸素得甚至難以稱得上酒店的一個小房間內，首次被告知自己快將當上爸爸。從此以後，這個課程、這間旅館和那輛小汽車，就一直深深地烙在我的記憶之中，並且滋生了極為深厚的感情。以後每次重回布里斯班，我都必定到訪 Waterloo Bay 旅館，和家人在餐廳

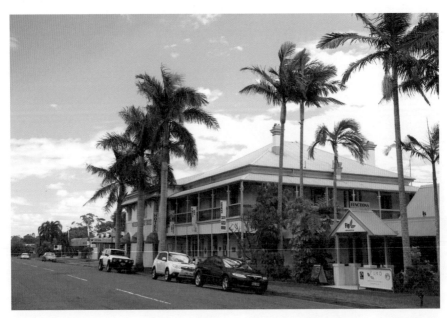

我在布里斯班郊區下榻的 Waterloo Bay 旅館。

用膳，向女兒講述她還未出生我就在那裏初次知道了她的存在，藉此重溫 2013 年那種既歡喜若狂，又溫馨甜蜜的夢幻感覺。

這件事亦令我對飛行服務隊產生了一種特殊的情感，更多了一層不能用言語表達的緊密聯繫。它不但讓我在工作中獲得很多精彩的經歷，而且連我自己都沒有想過，在人生最特別的時刻，竟然也是在飛行服務隊的陪伴下，於疑幻疑真的氣氛中接受了命運的安排，繼而戰戰兢兢地步入生命的另一個嶄新階段。

也許是命中註定，我和政府飛行服務隊早就在冥冥中結下了不解之緣。

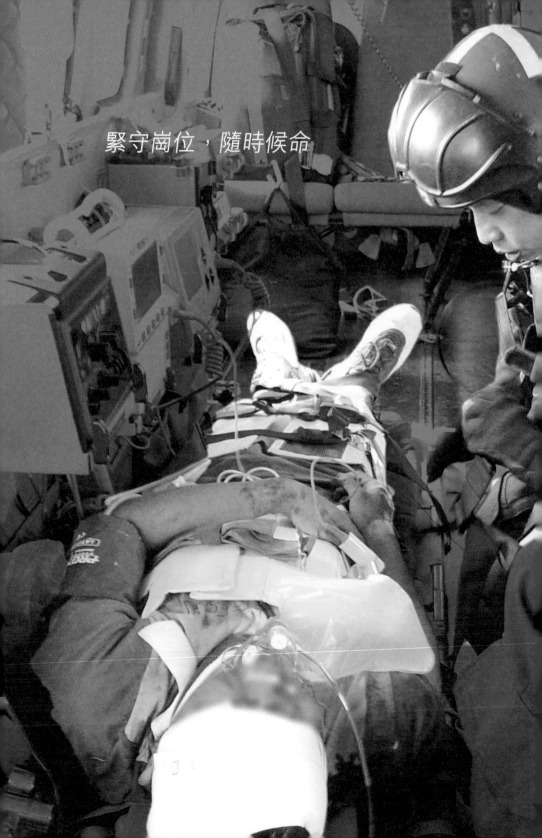
緊守崗位，隨時候命

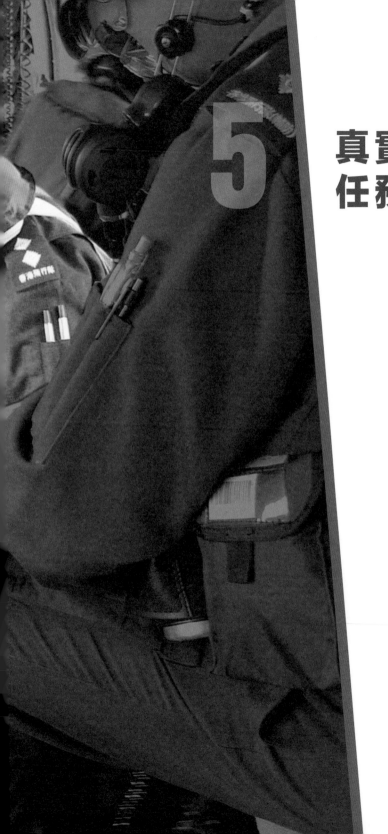

5

真實救援
任務

覺醒的拯救行動

一名 16 歲少年，參加香港青年獎勵計劃，昨日在西貢野外行山時，懷疑失足跌落 10 呎下山坡，頭部及手腳受傷，由導師救起及報警，飛行服務隊直升機接報到場，將受傷少年送往東區醫院，手術施救後情況穩定。遇事受傷少年姓 X（16 歲），他參與香港青年獎勵計劃，昨與另外十多名成員，由導師帶同下，前往西貢進行野外鍛煉課程。

在上午約 11 時，各人行至西貢郊野公園的鹿湖頂，姓 X 少年疑失足跌腳，墮下 10 呎下山坡，他頭部受傷有一處六吋長傷痕，手腳亦擦損流血。導師見狀立即將他救起，由於現場地處偏僻，導師致電報警後，飛行服務隊直升機接報到場，將受傷少年救起，由導師陪同送東區醫院救治，受傷少年需要接受手術急救。

以上是摘錄自 2005 年末某份本地報章的新聞報導。這宗新聞的剪報，自從它刊登在報章上的那天起，就一直被完好地保管在我的私人剪貼簿之中，不經不覺已有 17 年之久。剪貼簿內還另外珍藏了幾篇記錄我在飛行服務隊工作的報導，之後我很快就失去了這種收集的雅興，因為這類新聞實在太多，這篇和那篇對我來說其實沒有太大的分別。然而，這一篇確實對我有一種特殊的意義，到了今時今日，偶然翻開來重溫的時候，仍能即時回想起當年在野外進行拯救的情景，馬上重新感受到當時緊張的心情。這個任務在我 15 年的飛行醫生生涯中，顯然不是最艱鉅、最驚險的一宗，但它是我成為飛行醫生之後第一宗比較嚴重的搜救任務，所以順理成章地在腦海中留下了難以忘懷的印象，也在心裏產生了具有象徵性意義的獨特情感。

飛行服務隊的醫生和護士經常給人一種錯覺，以為我們執行的搜救任務，每個都必然驚險刺激、波瀾壯闊、氣勢磅礴。這其實只是電視畫面糅合了視覺和聽覺效果之後，對觀眾衍生的一種誤導作用。誠然在電視鏡頭之中，飛行醫生和飛行護士總是穿戴整齊、氣宇軒昂、威風凜凜，而且出自他們之口的，往往都是驚險萬分的場面和出生入死的情節。事實上，就如我當初加入醫療隊時老前輩所說一樣，每一位醫生護士親身經歷最刻骨銘心的任務，十根手指頭就可以數得盡，絕非每一項行動都緊張和危險。政府飛行服務隊承擔的大部分搜救任務，只涉及一些輕微的病症和傷患，再加上一些迷路等簡單的個案，並非外界所想像的多采多姿。因此，我們常常告誡那些希望藉着加入飛行服務隊而經歷精彩刺激人生的年青人，抱着這種想法必定讓他們失望而回。畢竟，我們的目的不是要追求新鮮刺激，而是希望所有隊員及被拯救的遇險者，在每個任務中都能平安歸來。

每項任務必須保持警覺

我在 2003 年正式加入政府飛行服務隊的輔助空中醫療隊，成為本港其中一名為數不多的飛行醫生。直到 2005 年發生上述意外那天，已經擁有一年多的飛行醫療工作經驗。當時曾參與不少搜救任務，但都是處理一些較輕微的狀況，過程並不特別艱辛，仍未真正接受嚴苛的實戰考驗。由於從未親身體驗惡劣的野外工作環境，對由只有幾名人員組成的拯救隊進行救援時所面對的困境認識不深，以致漸漸放鬆了警覺性。認知受到欺騙的結果，就是片面地認為搜救行動並非甚麼困難的工作，我絕對可以應付自如。

這個錯誤的觀念，註定要在快將步入 2006 年的那個週六中午被徹底改寫。經歷了這一個行動之後，我對飛行服務隊的工作有了嶄新的體會，及時糾正了過往認知上的缺失，使我終於獲取了正確的心態面對以後的工作。從這個角度來看，上述那個並不十分嚴重的創傷個案，竟為我的飛行醫療生涯賦予了不可磨滅的意義。

當天上午 11 時左右，我如常和飛行護士在飛行服務隊總部 109 號辦公室內候命。那些對於我來說已經並不陌生的「搜索與拯救」警笛聲，突然以急促的節奏響徹整幢大樓。不需多久，所有當天值勤的行動組人員，已經從各自的辦公室急步前往飛行指揮及控制中心集合。

　　原來只有一、兩名航空交通管制員的控制中心，一瞬間就擠滿了各級直升機機師、空勤主任、飛行醫生和護士。大伙兒聚精會神地聽取航空交通管制員的滙報，生怕走漏了最微細的訊息。

　　飛行服務隊接獲消防處通報，一名 16 歲少年在導師帶領下到西貢郊野公園遠足，行至鹿湖亭附近時失足墮下山坡，據悉頭部嚴重受創。

　　一如以往，航空交通管制員除了向各隊員口頭簡報當時的情況之外，還展示了已經整理好的任務簡介表。在那張細小的黃色紙上，記錄了包括遇險者人數、性別、年齡、肇事地點和受傷概況等重要資料，以供拯救隊員參考。執行任務的搜救隊員，一般都會把這張表格帶到直升機上，以便在飛行途中與地面的其他拯救部隊作溝通之用。

　　在飛行醫生和護士主要參與的兩項任務中，「搜索與拯救」（SAR）和「空中救護服務」（Casevac）的工作性質可謂大相徑庭。搜索與拯救行動開始後，飛行服務隊往往是各支救援隊伍之中，率先到達意外現場的一隊。由於在接觸遇險者前對傷勢及現場環境所知甚少，再加上天候和地勢等變數，為這項任務平添了濃厚的不確定因素，危險性和挑戰性也因而較高。所以每當在執行搜救行動之前，機組人員都必定佇立在飛行指揮及控制中心牆壁上的巨幅香港地圖前，仔細研判肇事地點的地形，嘗試盡可能辨別出附近對飛行及降落具有危險性的建築物，預先做好直升機進場的準備。日落日出時間、月出時間、能見度、風向、風速和雲層位置等天候狀況，也是登機前必須掌握的重要資料。根據通報中關於傷者受傷機制和意外發生後身體狀況的零碎資料，飛行醫生和護士在出發

前，亦會對傷者可能遭受的各種創傷進行分析，從而預先制定現場搶救的各種方案，並針對性地準備所需的醫療設備和藥物。

經過短暫的磋商研判後，執行這次搜救任務的六名隊員，一個緊接一個地離開控制中心，從一樓走到樓下的機庫，隨即轉身步入行動任務倉庫。行動任務倉庫就在空間寬敞的室內機庫毗鄰，存放着日常行動中所有用得上的工具和設備，是隊員在登機出發前必須前往的地方。

六名隊員熟練地把救生衣和頭盔穿戴整齊，在檢查了頭盔內的通訊設備運作正常後，便提取各自的救援裝備依次離開倉庫，駕駛專用的小型運輸車穿越平坦的停機坪，登上已守候多時的超級美洲豹中型運輸直升機，直飛西貢郊野公園的意外現場。

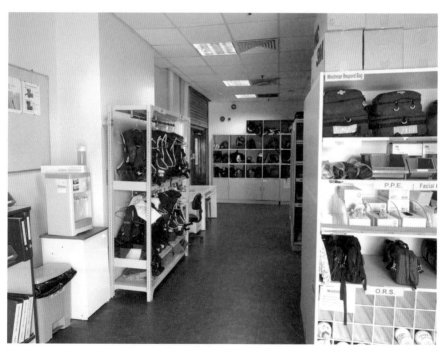

行動任務倉庫內存放了各種個人保護裝備、醫療用品和救援設施。

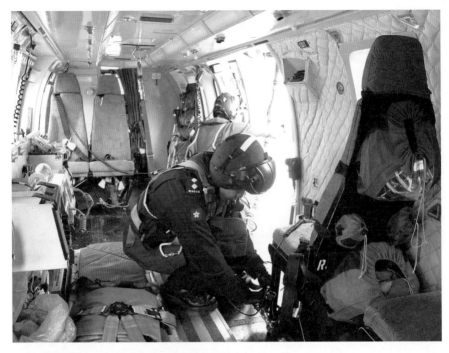

兩名空勤員忙碌地準備各項起飛前的檢查工作。

　　由於香港地域狹小，在本港境內進行的搜救行動，由飛行服務隊總部飛往肇事地點的飛行時間，一般不超過 15 分鐘。在這個短暫的空隙時間，機上六人各有各忙，一刻也不曾停歇。飛行醫生和飛行護士為了不妨礙正職機組人員的溝通，一般都不會佔用機上的通訊頻道，唯有把想法寫在白紙上，或以手勢在空氣中比畫，讓雙方明白互相的意圖。

　　　　我為他檢查頭頸和身體其他部位。

　　　　你負責幫他帶上護頸套。

　　　　然後你為他建立靜脈注射管道。

　　　　你現在可以先準備一瓶生理鹽水。

　　雖然事隔多年，我已不能確定當天在紙條上寫過甚麼東西，但憑邏輯推斷，以上的指令我一定有寫過給鄰座的護士看。

在我們仍緊張地準備所需的醫療儀器，從醫療袋中翻箱倒籠般拿出一件又一件用具時，超級美洲豹已飛奔似的跑完了幾十公里路程，在三面環海的西貢半島上空減緩了腳步。

機上目視搜索傷者

直升機從總部飛到本港境內任何一個地方，基本上一點困難也沒有，但要在報稱的事發現場上空找到遇險人士，卻並非想像中容易。一方面在各部門的無線電通訊中，很多消息並不十分清晰準確。二來肇事現場的範圍可能十分廣闊，地形或許十分險要，遇險者的所在位置或有樹木和岩石遮擋，所以直升機在到達大概的區域後，通常仍須花上好一段時間在空中搜索，透過機上各人目視尋覓，才能準確鎖定目標。

直升機在週末正午風光旖旎的郊野公園上空，頂着頭上柔和的陽光，緩慢地繞圈盤旋。空勤主任把兩側的機門敞開，蹲在門邊探頭向下張望。冬日半空中的寒冷氣流透過側門踹入機艙，直撲坐在後排座椅上的飛行護士和我，使我們過不了三、四分鐘就直打哆嗦起來。這是冬季進行搜救任務時無法避免的情況。經驗豐富的隊員在上機前，會另外穿上較厚的深綠色飛行夾克抵禦寒風。奈何那年我只當了一年多的飛行醫生，不知道這個竅門，唯有在吃過虧之後才懂得汲取教訓。

在地面懷着好奇心向上觀望的路人，或許心中都有一個相同的疑問：空勤員們在機上蹲得這樣靠近機門，稍一不慎會有掉下來之虞嗎？

雖然這種想法不能完全說是杞人憂天，但實際上出現這種情況的機會也微乎其微。每位空勤員身上都有一條結實的安全帶，扣在機艙內堅固的部件，既能確保在機艙內活動自如，也可作為一種安全裝置，保障他們不會被甩下機。

雖說機上的六名隊員都認真地以目光投向下面的山巒搜索，但坐在後排位置的醫生和護士，視線受舷窗上的平面玻璃所限，視域極為狹小，

所以在搜救任務中極少由醫生或護士發現目標人物。兩名空勤員在兩側敞開的機門位置向下張望，視域最廣闊，一般都由他們首先發現遇險人士。

我如往常一樣平靜地坐在自己的座椅上，把頭盔貼到右面舷窗上的玻璃，裝模作樣地以目光快速向下掃描，期望在山坡上葉子已落了大半的樹林中，破例一次比空勤員更快找到半點蛛絲馬跡。當時，我對往後接踵而來的艱辛仍一無所知。

「九點的位置下面有大約十多人，可能就是我們要找的目標。」

在連綿不絕的山嶺上空盤旋了大約 10 分鐘後，頭盔內的耳機傳來了空勤員的聲音。

「我們飛過去確認一下。」正機長往九點的方向觀察了一會，以沉着的語氣回應空勤員的通報。

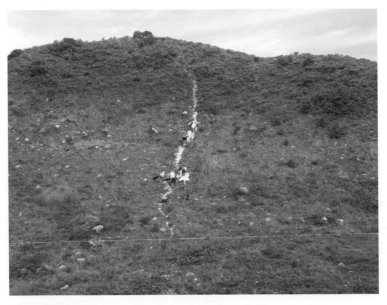

搜救隊在肇事現場上空發現，被困山腰的傷者及其同伴正等待救援。

直升機隨即向左轉向，並緩緩地降低了高度。隨着直升機在半空盤旋了兩個圈，繼而低飛穿過兩個山頭之間的山谷，一羣大約十餘人首次進入我的眼簾，遙遠地出現在左方舷窗之外。遠遠望去，隱約看到其中一人躺在地上，一動也不動。其餘的人圍繞在他附近，頻頻向我們這邊揮手。空勤員不消多久便確認，這羣人就是我們要搜救的傷者及其同伴。

100 英尺……50 英尺……

直升機的語音警報器，自動更新高度的資料，不斷提醒機師與地面的實際距離。

兩名空勤員俯身平躺，下半身在機內，上半身伸出機艙之外，頭向下，雙眼緊盯着機腹下方的情況，並用頭盔上的通話器持續向機師發出輔助降落的口令。

負重急行亂石坡

傷者的位置位於山腰之上，坡道陡峭，不適宜直升機降落。機師以嫻熟的技巧操縱着超級美洲豹，把它穩定地降落在距離傷者約 200、300 米遠山腳一處平坦開闊的空地上。直升機的主旋翼仍未完全停下，三名隊員便提着摺疊式擔架牀和沉甸甸的急救袋，飛快地從機艙跳下草地，沿着雜草叢生的曲折小徑，直奔向半山之上的傷者。

當時我仍年輕，風華正茂，也經常做運動，體能尚算不錯。但提着那個二十多公斤重的急救袋，從山腳走上坡度約為 30 度、距離約為 200、300 米遠的山坡，本身已經不是一件容易的事。加上那兒根本就沒有所謂的路，腳下佈滿形狀大小不一的亂石，視線卻被及膝的雜草遮蔽，我們只好小心翼翼地摸索着向前移動，生怕因踏錯步而扭傷腳踝，救人不成而先成為另一名需要被拯救的傷者，變成其他隊友的負累。

一段 200、300 米的路，平常可以在 1、2 分鐘之內走完，但那一天我們卻要花上 4、5 倍時間。雖然已是冬天的時節，但我們到達傷者身旁的時候，都已經滿頭大汗，一口口地吸着大氣。

受傷少年頭上腳下地躺於山腰的草叢中，前額劃破了一道長約 10 厘米的傷痕，血流如注。雖然看起來沒有即時的生命危險，但惶恐之下，少年只顧着低聲呻吟而答不上半句正常的話。圍攏在他身旁的十餘名青少年，可能從未遭遇過這種場面也顯得不知所措，只一直焦急地盼望我們儘快走完那段看來並不多遠的路程。

深可見骨的傷痕

救援隊按計劃極具默契地分頭行事。我先在靠近少年頭部的位置蹲下，以雙手扶着他的頭部，固定了他的脖子。飛行護士蹲在我的身旁，動作俐落地為他帶上護頸套，防止頸椎脊髓神經因移動而受損。然後，我開始依照美國外科學會的 ATLS 創傷急救指引，快速地對傷者進行系統性的評估。飛行護士在我進行檢查期間，早已移動了位置，熟練地為他在手背上插入血管通道。空勤員 T 則在不遠處打開了摺疊式擔架牀，為撤退作好準備。

由於傷者在我們到達之前，已經被友人以頭上腳下的姿勢放置在山坡上，我們為他救治的時候也只能順應這個姿勢。因為山勢頗為陡峭，我們在蹲下工作時只好把一條腿向山下的方向用力蹬緊，避免因失去平衡而滾下山坡。時間過去不久，這個違反人體工學的姿勢，已經叫我的腰和腿酸軟作痛。

用了數分鐘時間完成評估後，我對少年的整體狀況已經有了初步的理解。少年因失足滾下山坡，雖然頭皮的傷痕頗長，但他事後沒有喪失意識、不斷嘔吐、身體抽搐、單邊肢體乏力或失憶等症狀，這些都是頭部嚴重受傷的典型病徵。他所有的維生指標都正常，沒有中樞神經受損的臨床表現，只是頭部的皮外傷比較嚴重，深可見骨。頭骨和頸椎骨折

的可能性雖然不能在現場即時排除，但機會率並不太高，顱內出血的機會則更低，其他身體部分嚴重受傷的可能性基本可以排除。

我以消毒殺菌劑清洗他的傷口之後，用紗布和繃帶把頭部包紮起來，務求及早為他止血，並指示飛行護士注射了鎮痛劑。隨後，我們三人和他的朋友，同心協力地把他移上擔架牀，並以索帶固定。根據我的臨床判斷，現場可以做的工作基本完成了，接下來的任務就是把傷者運回直升機，儘快送往東區醫院急症室接受後續的治療。

剛才我們上山的時候，那段崎嶇不平的山路已經叫我們吃過了苦頭，現在多了一名幾十公斤動彈不得的傷者，對我們三名救援人員來說，也真夠吃力。幸好少年有很多同伴，空勤員 T 就毫不客氣地要求他們幫忙，一同抬起傷者依原路折返在山腳等待的直升機。最終在那個冬日正午，大伙竭力把傷者抬上直升機的那一刻，我們深藍色的制服已沾濕了好一大片。

儘管大家已經筋疲力盡，但看到傷者被推進東區醫院急症室的搶救室時，情況依然穩定，我的心中不禁泛起一絲滿足感。我相信那個中午大家付出的努力，是完全值得的。那是我第一次在完成一個搜救任務之後，真正感受到自己作為一名飛行醫生的存在價值。

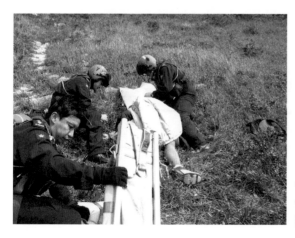

後方的飛行醫生和護士正為傷者急救，前方的空勤員正打開摺疊式擔架牀。

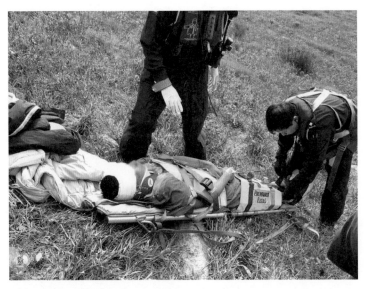

傷者已經被安置在擔架牀上，準備撤離。

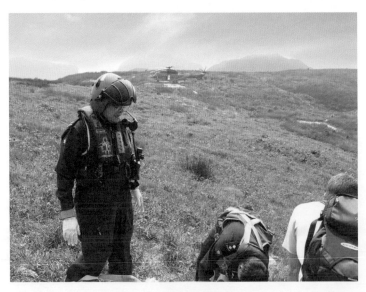

直升機降落在肇事現場約二百多米開外，救援隊需要以步行方式把傷者抬回直升機。

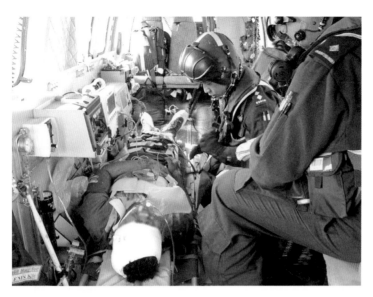

回航途中，搜救隊員正監察和治理傷者。

　　為有需要的人在醫院以外提供最迫切的空中醫療支援，是我最初渴望成為飛行醫生的原因。這份工作既可滿足我對飛行的夢想，發揮專業所長，也能使身處危急關頭的人得到幫助，一舉三得。我相信無法再找到另一份更有意義的義務工作。就是這一種原動力，使我一直留在政府飛行服務隊，前後共服務了 15 個年頭。那年首次遇到的艱辛，在隨後的十多年中又經歷過無數次，至今仍回味無窮。

　　不少朋友，甚至我的父母，都不明白我為何要花那麼多工餘時間，當飛行醫生這種既高風險，又沒有金錢回報的工作。每次遇到這種問題，我都會記起那天半空中的寒風，那個崎嶇不平的山頭，那個頭破血流的傷者，和那段令人氣喘如牛的歸途。

　　我的答案很簡單，也總是只有相同的一句話：「如果躺在半山無法下來的人是你，你希不希望有飛行醫生把你找回來救治？」

清溪之畔，起死回生

呼呼、呼呼、呼呼呼呼……

四片修長而富彈性的直升機主旋翼，在正機師按下發動機的啟動按鈕，並穩健地推動控制桿之後，便開始由慢至快地轉動起來，一分鐘內就達到了它的最高轉速。雖然頭上戴着沉甸甸的頭盔，但發動機來回震動的頻率和主旋翼反覆切割空氣的噪音，仍然穿過厚厚的金屬保護層，教我的耳朵嗡嗡作響。

下午三時熾熱兇猛的陽光，把政府飛行服務隊總部平坦開闊的停機坪，曬得冒起一縷縷肉眼可見的熱氣，陸地上的景物彷彿幻化成縹緲的海底奇觀。直升機緩緩地從空曠的停機坪向前滑行，空勤員有條不紊地向着頭盔對話器，逐一讀出起飛前的各項檢查指令，耳機幾乎同時傳回機師相應的確認。

直升機滑行到基地旁一條與香港國際機場主跑道並排的副跑道，稍作停頓之後，兩台 Turbomeca Makila 1A2 渦輪軸發動機突然爆發出強勁的動力。AS332 L2 超級美洲豹中型運輸直升機在震耳欲聾的轟鳴聲中，搭載着六名機組人員平穩地升空。機師熟練地調整了飛行姿態後，便逕直飛往西貢的肇事現場。

超級美洲豹躍離地面不久，便開始向左面急速轉向爬升，沿着大嶼山崇山峻嶺之間的一道山谷高速飛行。兩旁的密林、山澗和小徑如風一般向後退卻，愉景灣哥爾夫球場不久就在機身左下方出現。

飛往搜救現場的那一段航程，無論窗外的風光多麼明媚動人，機組

人員通常都因埋首於各項準備工作而無暇欣賞。兩名正副機師正討論到達現場後，如何靠近事發地點，及以何種方式把機上的救援人員降落到地面。一名空勤員忙着與陸上的搜救單位聯絡，以便獲取更多關於傷者的詳細訊息。另一名空勤員忙碌地查看地圖，並向機師報告現場的地形環境。兩名飛行醫護人員則因應早前收到的有限資料，正動腦筋着手籌劃各類搶救方案。

預想昏迷傷者的危狀

那是十多年前某個星期六的下午，熾熱的太陽把香港東北部地區的樹林和港灣燙得發滾。約 10 分鐘前，政府飛行服務隊總部突然響起貫穿整棟大樓的刺耳警笛，飛行指揮及控制中心大門上方也亮起了搜索與拯救的紅色燈號。中心內的空中交通管制員接獲警方求助通報，一名中年男子據稱在偏遠的西貢鄉郊地區疑因酒後踏單車失控墮溪，被路過的村民救起後昏迷不醒，要求派遣空中拯救人員前往協助。

雖然情報極為零碎和粗疏，但從受傷機制和意外後傷者的狀況判斷，我早已心知不妙，彷彿能嗅到空氣中忽然散發出來的特殊氣味，隱約預料到這將會是我的飛行醫生生涯中，其中一件終生難忘的任務。在急步奔往行動任務倉庫提取執勤裝備的路上，已急不及待地分析起傷者身上可能出現的每一種危急狀況來。

傷者連同單車一起摔下，落入溪澗，可能造成頭頸部位創傷，或會引致中樞神經系統的受損；遇溺後肺部吸入大量溪水，可導致窒息；窒息後會引起心肺功能停頓（Cardiopulmonary arrest）；心肺功能停頓輕則造成大腦缺氧，即使可以挽回性命，亦有很大機會出現無法復原的後遺症；若未能及時施以有效的救援，更嚴重的後果就是死亡。

各種潛在的可能性像走馬燈一樣，一一浮現在眼前。面對這一大堆棘手的問題，不容我有半點怠慢，要儘快思考各項針對性的解決方法，並希望在接觸傷者前就想出最周全的答案。

各種必要的救治準備

匆匆穿上救生衣，把鐵黑色的大號頭盔往頭上套緊，測試頭盔通話器運作正常後，便拖着裝滿醫療器材的急救袋，和飛行護士一同登上已在門外等候的小型運輸車，直奔停泊在直升機坪上那架編號為 B-HRL 的直升機。

運輸車停在直升機不遠處，我單手提着急救袋踏進機艙，旋即穿過兩排座椅之間的狹窄通道，走到機艙後排靠窗的座椅坐下。我先把急救袋以安全帶固定在鄰座，才為自己扣上安全帶。飛行護士緊隨其後，坐到急救袋隔壁的那個座位。我們隨即嫻熟地把連接在頭盔後面的電線插進機上的插頭，並且本能地把頭盔上的通話器拉下放近嘴邊，馬上建立起機艙內部的溝通渠道。

趁着機師和空勤員繁忙地進行起飛前的準備工作，直升機的旋翼開始轉動之前的空檔，我從急救袋拿出紙張，以簡短的語句寫下剛才想到的所有問題和解決方案。儘管飛行時機艙內部十分嘈雜，坐在後排的飛行醫生和護士卻不常以通話器對話，以防阻礙機師、空勤員和地面諸多單位之間的聯繫，傳遞紙條成為了我們彼此之間一種慣常的溝通方式。

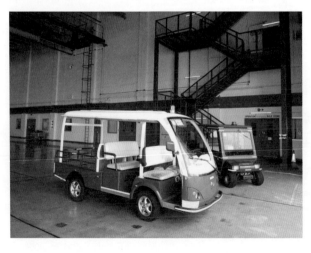

機組人員可從機庫乘坐小型運輸車輛前往直升機坪登機。

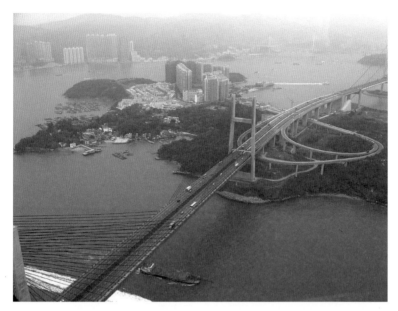

從飛行服務隊總部飛往本港大部分區域，都會飛越大嶼山附近的幾條大橋。

　　直升機不久就離開了大嶼山的東面海岸，飛越蔚藍色的大海上空，左下方霎時出現了青馬大橋宏偉的身影。當耳機中空勤員與消防處的救援單位暫時完成通話之際，我看準時機，一邊向身旁的飛行護士遞上寫滿搶救大綱的字條，一邊透過嘴邊的通話器簡述這次行動的救護重點及任務分工。

　　「你先預備三瓶 Adrenaline（腎上腺素）和一瓶 Atropine（阿托品），也準備好靜脈注射的用具。接觸傷者後，你負責建立靜脈注射管道，我負責評估情況和協助呼吸，需要的話我會為他插喉。如果要施行 CPR（心肺復甦法），我負責 bag（以氣囊輸氣）和使用 AED（自動體外除顫器）進行電擊，空勤員負責心外壓，你負責藥物注射⋯⋯」我盡可能簡短而有條理地說出我的構想。

在餘下的飛行途中，我不斷在腦海反覆模擬着搶救流程，並且制訂各種後備的替補預案，為迫在眉睫的硬仗作好思想上的準備。如果在遇到傷者後才開始逐一分析狀況，肯定十分費時失事，而且事倍功半，傷者成功獲救的機會必然大打折扣。

直升機保持在 1,500 英尺的高度飛行，在空中呼嘯着劃出一條直線，不到 15 分鐘便飛臨西貢的肇事地點，而且毫不困難就發現了地上的一大羣圍觀者。從空中俯瞰，事發地點附近有羣山環繞，山嶺的一側是個小海灣。一條小溪從陸地蜿蜒流向海灣，溪旁躺着一名一動也不動的傷者，附近圍攏了二十餘人。意外位置正好夾在一塊空曠的黃泥地和一片翠綠的草坪之間，草坪不遠處是一片茂密的樹林。這兒可真稱得上環境清幽、風景秀麗，是郊遊的好去處。由於地點偏遠封閉，雖自絕於煩囂之外，卻使陸路救援極為困難，所以消防處及警方要求飛行服務隊協助救援，也是合情合理的事。

機師在空中發現目標後，頭盔內的耳機不久就傳來連續不斷的對答，機師和空勤員四人密切地商討着最佳的降落方式和地點。機身兩邊的艙門不知何時已經全被打開了，空勤員坐在門邊探頭向下張望，視察地形及地上人員的情況。超級美洲豹在天空上以人羣為中心緩慢地繞了兩個圈，為組員爭取了足夠的時間達成一致的決定。

過了不久直升機就停止盤旋，正機師把機首指向固定的方向，並在空勤員的引導下洗練地降落在距離適中的草坪上。機上的拯救小隊如箭在弦，當直升機的輪子剛觸及地面的草坪，旋翼還沒有完全停下來，兩名醫護人員和一名空勤員即如脫韁野馬般扛着沉重的醫療設備跳下機，二話不說直奔傷者。

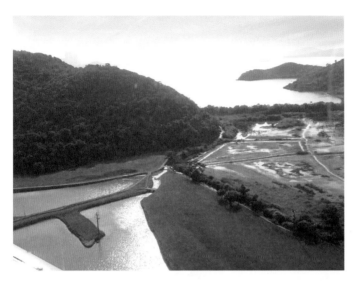

進行搜救任務時，空勤員通常要打開機艙側門，探頭向下觀察和搜索肇事現場。

口吐白沫，全身發紫

年近 60 歲的傷者在我們到達前已被路人救起，以側臥的姿勢放置在溪畔的草地上。離傷者大約五、六米遠的地方，一名軍裝警員正透過對話機向總部聯絡。我們敏捷地奔跑到傷者的身旁跪下，把急救袋放在一邊。只見他口吐白沫，全身發紫，前額有明顯的瘀傷，已全無生命跡象。四周雖然聚集了約 20 人，但全都只專注於當旁觀者，連稍為看顧一下病者的人都沒有。

我把右手的兩根指頭按在傷者的頸動脈，彎下腰觀察他胸膛的活動情況，用了不到四、五秒便證實他已喪失了呼吸和脈搏。我隨即轉身從醫療袋中拿出 BVM（袋瓣面罩），放在他臉上合適的位置罩住鼻子和嘴巴，並開始以右手節奏性地擠壓着氣囊，把空氣一下一下擠進他的肺部。

在屯門醫院急症室工作的飛行護士，機敏地拉高傷者的上衣，把 AED 的兩片感應膠貼黏附在胸口適當的位置。他隨即用力按下 AED 的圓形開關按鈕。過不了多久，顯示屏上赫然出現了最壞的一種情況，心電圖呈現一條直線的形態，表示傷者早已心搏停止（Asystole）。心搏停止是不能以電擊方式搶救的，意味着 AED 在這種情況毫無用武之地，而傷者被救活的機會也微乎其微。在遠離醫院的荒郊，基本上在現場是沒法救活心搏停止的病人的，而把病人送回醫院最少需要 30 分鐘，那是傷者不能等得及的時間。作為醫生，我其實可以立即宣佈傷者死亡，馬上結束救援行動。

儘管情況已經差得不能再差，但我和另外兩名隊員卻沒有氣餒，而是依照原本的計劃各就各位，立刻圍攏在他身旁施行心肺復甦法。雖然情況極端惡劣，我們的心中仍然燃點着希望。空勤員雙膝跪在傷者的右面，把手掌疊在一起，將上身的重量透過垂直的雙臂，一下一下壓在胸膛之上。飛行護士不消多久亦成功建立了血管通道，隨即把已經準備好的針筒拿過來，沉着地將第一劑腎上腺素注射進病人的血管。

鑑於傷者在掉進溪裏的一刹那可能導致頸椎骨折，所以飛行護士在注射了藥物之後，馬上移動到病人的頭部位置，用雙手固定起脖子來，以防止頭部的搖擺加劇脊椎神經的損傷。接下來的搶救程序，到我為他在氣管內插入氣管內管（ET tube），以確保氣道暢通，從而更有效率地把空氣輸送到肺部。

插喉是一個醫院內經常進行的醫療程序，但做起來卻不是說的那樣簡單，在醫院以外的環境為病人插喉，更是困難重重。這是我當了飛行醫生六年來首次在野外為傷者插喉，也是我人生的第一次。望着飛行護士對我殷切期待的眼神，我內心深處湧起了一連串與插喉有關的思想搏鬥。

首先，咽喉部位範圍狹小，可供工作的空間十分有限。其次，病人本身如有肥胖、脖子粗短、下巴收縮、口部細小、頸部活動範圍受到限制

等問題，都會使醫生插喉時視線受阻，增加插喉的難度。若氣道入口由於腫脹而遭到阻塞，更會大大降低插喉的成功率。因此，插喉技術必須經過多年臨床中的反覆練習，才能趨於純熟，達至既快又準的效果。

插喉失敗最主要的原因是視線受阻，使負責插喉的醫生不能清楚看到氣管的入口，無法把氣管內管放進去。在醫院裏要解決這個難題，醫生一般會使用一根細長的樹膠探條（Gum bougie）作為導引管。首先，把具彈性的探條沿着舌根的自然弧度滑下去插入氣管，然後把氣管內管套進探條的尾端，以探條作導軌把氣管內管插進氣管，最後把探條抽走，便大功告成。如果不幸地連樹膠探條也未能解決插喉時遇到的問題，醫生仍可以運用電子影像喉頭鏡（Video laryngoscope）等先進科技，進行困難的氣道處理。

若上述所有方法都以失敗告終，同時無法有效協助病人呼吸，那名醫生可真是倒霉透頂了。這種特殊的情況喚作「插喉失敗，換氣失敗」，雖然極為罕見，一旦碰上卻是每位醫生的惡夢，因為病人可在數分鐘內於自己眼皮底下因窒息而喪命。若身陷這種厄運的話，插喉的醫生已別無他選，只能採用外科手術方式，以環甲膜切開術（Surgical cricothyroidotomy）在病人頸部喉嚨位置開洞，把氣管造口管透過皮膚造口放進氣管，作呼吸之用。

空中醫療隊的急救袋由於容量所限，沒有配置樹膠探條、電子影像喉頭鏡和施行環甲膜切開術的醫療器具。另外，郊外的環境和醫生所能得到的支援，對插喉的程序來說，都十分不利。我內心十分清楚，面對眼前這名大半條腿已踏進鬼門關的人，如果連插喉都做不到，就不用再談緊接下來的搶救了。同時我也知道，在醫院以外插喉已經困難，為頸椎可能受傷而脖子被固定起來的傷者插喉，對自己來說更是一個有史以來最嚴苛的挑戰，失敗的機會十分高。

為頭頸部位有潛在創傷的病人，在缺少醫院中各種支援的陌生場合插喉，屬於最高難度的級別，也是我人生之中最艱鉅的一次插喉經歷。但置身那個絕境，我無法寄望其他人來完成這項任務。

我鼓起勇氣，讓飛行護士蹲在我身旁以雙手固定病人的脖子，自己則俯臥在青草地上，以雙肘支撐上身。左手拿着喉鏡，右手擎着氣管內管，眼睛靠近病人口部上方十餘厘米處，全神貫注地向喉嚨盡處張望⋯⋯

十數載的插喉功夫，在那個特殊的時空終於遇到最合適的用武之所。氣管內管隨着我右手輕微的擺動動作，暢順地滑進傷者的氣管，一矢中的。飛行護士在我成功插喉後，立即為他戴上護頸套保護頸椎骨。我也從旁邊拿來袋瓣面罩，把它接駁到氣管內管的末端，並開始很有規律地擠壓起氣囊來。

還要做心外壓嗎？

心外壓是一個對體力要求極高的醫療程序，即使在有空氣調節的醫院裏，醫護人員一般做三、四分鐘心外壓，就會累得不可開交，必須更換另外一個人才能繼續下去。但在那個炎夏的午後，我們三人在猛烈的陽光之下，環抱於青山綠水之間，混然忘我地進行着機械式的心外壓和腎上腺素注射。不知道在我們身邊流過了多少時光，只知道汗水從頭頂沿着頸項一直往下淌，把三人的飛行服沾得完全濕透。肩膊累得格格作響，腰骨痠軟得幾乎難以支撐起身軀，當大家感到無法再堅持下去的時候，我突然聽到四周的蟲鳥好像在那麼一剎那叫得特別大聲，世界彷彿霎時間就跟之前不一樣了，到處滲出了活潑的生機。我的手指頭感覺到皮膚下的血液在微微流動。

傷者如同奇蹟般生還，回復了心跳和脈搏。我忍耐不住心中的激動，把這個消息高聲地喊了出來。空勤員像虛弱地跑過終點的馬拉松跑手，隨即如釋重負地停下了心外壓的雙手，嘴巴大口大口地爭搶着空氣，好像自己都快要窒息似的。飛行護士額角上的汗水已經積聚得太多太重，

無法再安守本分地停留在原地，只得一滴接一滴地砸在地上，黏在草尖上化作一顆顆露珠。

　　再一次確認傷者奪回生命跡象之後，我重新檢查了所有儀器的連接和運作狀態，便向身旁的飛行護士和空勤員提出撤退的建議。眾人於是合力把病人從草地移上擔架牀，然後連同一名志願者抬起擔架，急步穿越草坪，抄最近的路直接奔向在不遠處守候多時的直升機。我緊貼在擔架牀的左側而行，把左手的大拇指和食指捏緊氣管內管，以防它在運動中滑了出來，右手則抓着 BVM 的氣囊，每隔三、四秒就用力擠壓一下，把郊野新鮮的空氣擠進他的肺部。

　　來到直升機的機門旁之後，我首先跳上直升機，在機艙裏和絞車手一起，配合外面的空勤員和飛行護士的動作，把擔架牀一把拉進機內，繼而四平八穩地固定在緊急醫療系統的平台之上。空勤員和飛行護士接着相繼踏進了機艙。

　　我把氣管內管接駁上呼吸機的喉管，立即啟動呼吸機的電源，氧氣就開始源源不絕地泵進病人的肺部。那邊廂，飛行護士已經在傷者的手臂纏好血壓計的臂帶，也在胸膛上貼好了生理監護儀的傳感器，熒光幕上即時出現了正常的心跳圖形。雖然同樣是隔着熒光幕看到的電子訊號，但這和剛才的那條直線相比，反映的卻是生命和死亡兩個截然不同的世界。在這一邊的世界，有鳥語和花香。

　　超級美洲豹的主旋翼等我和飛行護士坐回後排座椅之後，又開始再次轉動起來。龐大的機身靈巧地垂直躍離鬆軟的草地，升到半空稍作停頓，待機頭調整好方向後，便全速飛往港島東區醫院。

　　L2 起飛後不久，我和飛行護士又馬不停蹄地回到傷者的身邊，為他重新檢查身體，再次查驗各種儀器的運作情況，反覆評核各項生理數據。直到機師向我們發出提示，直升機將要降落東區醫院的頂層直升機坪，我們仍沒有一刻空閒。

我們連同東區醫院急症室調派到直升機坪接收傷者的工作人員，一行七八人合力推動推牀，急忙穿過急症室大堂，在候診病人充滿疑惑的注視目光下，把傷者直接推進了搶救室。我摘下頭盔，氣喘吁吁地把剛才發生的事情，向負責的醫生作出了精簡的匯報。從他半信半疑的目光中，我不難體會到，他對剛才發生在小溪邊的奇蹟，實在感到難以置信。

傷者在急症室經過初步治理，被證實頸椎骨碎裂，最後被轉送到深切治療部作更徹底的治療。

三種心肺功能停頓的模式

在日常急症工作中，經驗豐富的急症科醫生即使未與病人真正見面，往往單憑駐守在急症室的消防處聯絡主任匯報的受傷機制（Mechanism of injury），就能以邏輯思維推斷傷者的潛在問題，從而預先制訂搶救計劃。未雨綢繆的謀劃可以大幅縮短救治時間，提升臨床工作效率，還會顯著增強傷者的生存機會。這種能力對於政府飛行服務隊的搜救工作極為重要，也是為甚麼空中醫療隊大部分由急症科醫生組成的主要原因。搜救任務一般在野外進行，無論參與搶救的人員、醫療儀器和藥物都極端匱乏，跟醫院相比簡直是天壤之別。如果缺少了急症科醫生擁有的特殊知識和經驗，實難在完全失去其他支援的情況下，對傷病者快速開展具針對性的救治工作。因此，當平常接到其他紀律部隊的通報，請求開展搜救行動時，飛行醫生必定要求對方提供遇險人士受傷的詳盡資料，以便及早制訂搶救計劃。

這次搜救行動的內容，是一起涉及骨科、腦外科和內科的跨學科複雜病例。病人一如當初所料，因墮溪而致頸椎骨折及頭部受傷。估計由於頭部觸及河牀底部時引起即時昏迷，或因破裂的頸椎骨擠壓着脊髓中樞神經而喪失四肢活動能力，致使傷者遇溺窒息，並最終導致心肺功能停頓，進入死亡狀態。對於頸椎骨折和頭部創傷，除了以護頸托保護頸椎，避免其移位擠壓脊髓中樞神經外，在現場可提供的治療手段並不多。

而且，如果挽救不了性命，其他方面的治療也將失去所有意義，所以當天整個拯救的目標，便聚焦於儘快回復傷者的心跳。

心肺功能停頓的臨床表現為完全喪失脈搏、呼吸和意識，等同於失去了所有的生命跡象，與死亡狀況其實沒有任何差異。心肺功能停頓雖是極其危殆的狀態，但若能及時發覺並儘早搶救，仍有機會救活。事實上，不少曾經出現心肺功能停頓的病人，經及時和有效的搶救後，仍能完好無缺地存活。相反，一旦耽擱了救護工作，死亡率就變得極高，即使最終幸運地存活，病者也會因短短數分鐘的腦部缺氧，出現諸如中風或成為植物人等，永久性的中樞神經後遺症。總括而言，救治心肺功能停頓最重要的成功因素，取決於展開搶救和病人回復心跳的時間。

心肺功能停頓反映在心電圖學上，可分為三種不同的模式。這三種心電圖模式皆可透過自動體外除顫器的顯示屏和普通心電圖儀器呈現出來。

第一種情況是心室纖維性顫動（Ventricular fibrillation, VF）和無脈性心室頻脈（Pulseless ventricular tachycardia, pulseless VT），在心電圖上顯示出既寬闊又急促的波浪型顫動或規律性圖案。這種情況普遍存在於心肺功能停頓中的早期階段，也是存活率最高的模式。只須儘快以自動體外除顫器對病人施以電擊療法，救治成功率頗高。現在本港如機場和商場等大型公共設施，均已陸續設置自動體外除顫器，目的就是及早檢定心肺功能停頓者的心電圖模式。如果由心室纖維性顫動或無脈性心室頻脈引起，便可使用同一部裝置，以電擊方式回復病人正常的心跳。

第二種類型是無脈性心電流活動（Pulseless electric activity, PEA），心電圖特點為介乎於其他兩種模式以外的任何圖形，存活率亦介乎兩者之間。

最後一種為心搏停止（Asystole），乃是前兩者持續惡化後的最終形態，在心電圖上僅顯示為一條直線，心臟已完全喪失任何電流及活動能力。一般來說，心搏停止的救治成功率極低，院外能成功回復心跳的機

會更接近零。對於最後兩種情況，即使採取電擊方式搶救都無濟於事。

除電擊方式外，本地醫護人員都是根據美國心臟協會的高級心臟支持術（ACLS）教程指引，為心肺功能停頓病者進行系統性急救。當確定患者已沒有生命跡象後，醫護人員需要立即施行心肺復甦法搶救。心肺復甦法以提供持續而高質量的心外壓為最主要目標，要求每分鐘最少為患者按壓胸腔 100 次，每次把胸腔下壓至少 5 厘米，而心外壓和人工呼吸頻率的比例為 30 比 2，以確保通往腦部和心臟等重要器官的基本血液流通量。下一個步驟是為病者插入氣管內管，以保持氣道暢通及提供呼吸支援。藥物方面，以腎上腺素最為重要。它能促使心臟快速且猛烈地跳動，一般以每 3 至 5 分鐘作一次循環性的靜脈注射。

本港的院前心搏停止救活率極低，基本上所有此類病人被送到急症室後，很快就會被醫生證實死亡。這名病人不單心搏停止，還有遇溺窒息、頭部創傷和頸椎骨折等多種嚴重狀況。他能在偏遠的荒郊野嶺被救活，簡直是香港醫療史上的一個奇蹟。他是我一生中唯一一個在搜救任務中救活的心搏停止病人，也可能是飛行服務隊在未裝備自動心臟按壓機之前，唯一的一個成功案例。

這次拯救行動的成功，端賴六位隊員超卓的專業表現，良好的合作精神及永不放棄的嚴謹態度。不能遺漏的還有那架可靠的灰黑色超級美洲豹直升機。從東區醫院飛返飛行服務隊總部的歸途中，夾雜着悶熱空氣和汗水味道的機艙裏，溢滿了我們興奮和自豪的笑聲。

風暴中的海上懸降

「我打算駕駛直升機從船尾靠近，然後把一位空勤員連同醫生和護士winch（懸降）到貨船的後甲板。後甲板前面有一根很高的桅杆，搖擺得十分厲害，估計直升機的主旋翼離桅杆將會非常接近。現在風勢比較大，如果出現意想不到的狀況，主旋翼有機會撞上那根桅杆，所以這個行動會有一點風險。後艙的同事若有誰感到不安，現在可以說出來，我們立即撤退，讓海上的消防和水警單位接手救援行動。」

簡稱為 L2 的超級美洲豹中型運輸直升機趕到現場，圍繞目標在上空盤旋了約四、五分鐘之後，頭盔內的耳機突然響起了正機長出乎意料的通報。

直升機像斷了線的風箏一樣，在海面上大約 200 英尺的空中左搖右擺，時高時低，但依舊倔強地沿着順時針的方向，劃着直徑約為 100 米的巨大圓圈。狂風捲着細雨拍打着機身兩側的舷窗，大部分雨絲很快就被吹走，只剩下部分較細小的水珠黏附在窗上，留下縱橫交錯的軌跡。

這是我當了飛行醫生幾年以來，第一次收到這樣的訊息，讓我真有點手足無措，不知該如何應對。雖然我竭力故作鎮定，但懷疑自己當時內心的惶恐與不安，早就被兩名相對而坐的機警空勤員察覺。

過了若干年以後我才恍然大悟，那不僅是我第一次聽到機師向其他隊員作出這種查詢，也是我整個飛行醫生生涯中唯一的一次。這勉強使我找到一個似乎合理的藉口，讓當天遲鈍的反應變得情有可原。

依稀記得那天是 2010 年的仲夏，是我進入空中醫療隊的第七個年

頭。一早起來，三號強風信號高懸。駕車從新界住所前往政府飛行服務隊總部的途中，道路兩旁的樹木已一片狼藉，枝葉凌亂，有不少還橫臥在道路中間，我必須減慢車速繞路而行。這種景象，對家住新界的人在風暴期間早已習以為常，根本不用大驚小怪。但我那天彷彿有點心緒不靈，似乎隱約預料到一件能真正讓我吃驚的事情，正在不遠處暗暗醞釀滋生。

當汽車走上了青嶼幹線快速公路後，四周景物雖在一刻間豁然開闊，但天色蕭瑟陰冷，烏雲蓋天。海面泛起一片片白色的鱗片，緊隨着風的路徑匆匆飄去。雨下得很大，連成一大片的雲層屏蔽了陽光，低低地壓下來讓人有種憂鬱納悶的不祥之感。

那天是我加入飛行服務隊以後，第一次在風暴期間當值，對在風暴中可能遇到的情況可說是毫無經驗。回到總部，如常地檢查醫療器材和隨身裝備後，就靜靜地呆在一樓 109 號辦公室，心中暗禱當天一切平安無事，試圖藉此驅走心中的忐忑不安。雖然在那種氣氛之下，心中難免生起各種不祥預兆，但當時我對當日命中註定沒法逃避的危機，卻仍然一無所知。

總部大樓的廣播系統突然響起短促刺耳的搜索與拯救警號，劃破沉甸得透不過氣的空間，把我從混沌的狀態中喚醒過來。在確定重新回到現實世界之後，我和在威爾斯親王醫院急症室工作的飛行護士馬上從座位上蹦了起來，連跑帶跳地奔往飛行指揮及控制中心聽取指示。在那段不足 20 米的路程中，不斷有其他機師和空勤員從走廊的不同方向加入我們的行列。

飛行服務隊接獲消防處求助通報，一名外籍船員從一艘航行中的泰國籍巨輪的主甲板，摔到約六、七米下的貨艙底部，據稱身受重傷，請求派遣直升機前往救援。接獲通報後，飛行指揮及控制中心內的十餘位當值隊員，立刻聚攏在掛在牆上的大型香港地圖前研判事發的大約位置，並根據早前收到的零碎資料，熱切地商量起油量、風向、風速、飛

行路徑、現場逗留時間等與救援工作密切相關的問題。一時間，低沉的討論聲傳遍房間的每個角落。

　　準備工作大致完成後，執行這次任務的六名隊員隨即魚貫離開控制室，踏着機敏的步伐從大門左面的鐵梯走下機庫，然後轉身步入行動任務倉庫。在快速穿戴好救生衣和頭盔等個人安全裝備後，隨即奔向停機坪上那架早已渾身濕透的深灰色 AS332 L2 救援直升機，直飛大嶼山對開肇事海面。

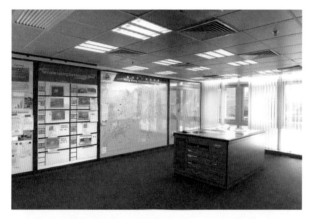

飛行指揮及控制中心的簡報室。

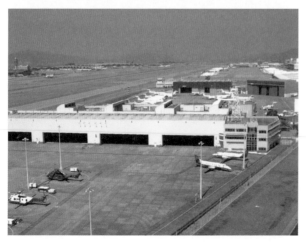

每次成功的行動都從機庫前的停機坪開始。

超級美洲豹的三組輪子甫離開地面，仍未躍升到正常的飛行高度，我身上所有的感覺器官馬上就感應到機艙裏的氣氛跟平常很不一樣。機身不單左搖右擺得極其厲害，而且還不時有劇烈地攀升和急降的動作。L2彷彿一輛在高空中橫衝直撞的巨型過山車，肆無忌憚地挑戰着六名機組人員的膽量和忍耐力。幸好我是一個喜愛刺激活動的人，從來沒有暈過船，否則早就忍受不住而吐個不停。

　　直升機在狂風中顛簸着向前艱苦飛行，穿過越下越密的雨點。機頭的兩根水撥快速來回擺動，焦急地招架着暴雨對前窗的猛烈攻擊。安裝在機身頂部的發動機，似乎已被四方八面無情地撲來的冷雨所激怒，在疾風中粗暴地發出隆隆的呼嘯，推動着每分鐘高達265轉的主旋翼，毫不留情地割斷密密麻麻的雨絲。我膽戰心驚地坐在後排靠窗的座椅上，彷彿在迷濛的空氣中能嗅到被雨水沾濕後詭異的危險氣息。

安全與恐懼

　　十來分鐘後，目標隱約出現在機首前下方。遠遠望去，貨輪在怒濤中上下翻騰。巨浪劇烈地拍打着船舷，把數枝高聳入雲的船桅抖動得左搖右擺，隨時會擊中過於靠近的直升機。對於已有數年飛行經驗的我來說，不需多久就已預料到，那些船桅是對即將進行懸降作業的直升機一個致命的威脅。

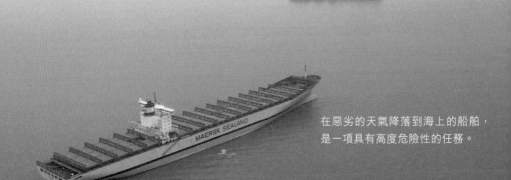

在惡劣的天氣降落到海上的船舶，
是一項具有高度危險性的任務。

機長沉着地緊握着控制杆，一面操縱着身軀龐大的超級美洲豹在貨船上空盤旋，一面與副機長和空勤員籌劃着靠近貨船的最佳方案。耳機不斷傳來四人此起彼落的對話，雖然我聽不明白他們使用的專業術語，但單憑沉重的語調和急促的節奏，就能猜到這次行動將會困難重重。對整隊機組人員來説，登船行動絕對是一個帶有冒險成分的嚴峻挑戰。

　　深灰色的超級美洲豹圍繞着貨輪盤旋了四、五個圈之後，機長透過對話器把計劃向機組人員作了簡明的匯報，並清晰地提出了故事開頭那個在行動中極為罕見的要求。

　　政府飛行服務隊提倡的使命和理念，都離不開「安全」二字。安全，一向是整個部隊最着重的環節。如果在執行任務時連機組人員本身的安全都保障不了，根本無法確保其他遇險人士的安全。我早聽説過飛行服務隊在執行任務時若遇到危險的處境，只要其中一名隊員感到不安，全隊就要考慮即時中止任務，並及早離開險境。只是我在之前的任務中比較幸運，從沒遇到這種狀況而已。

　　即使我努力表現出鎮定自若的神態，但內心的掙扎卻無聲無息地讓我的脈搏驟然上升。假若硬要説我沒有感到害怕，那不但是騙人的謊言，更恐怕連自己也欺騙不了。但在那一刻，我深知自己作為一名飛行醫生的責任，船艙下的那個人極需要我們救助。如果要把他撇下而去，我心中真的有些歉疚。況且飛行服務隊其他的正規隊員比我見多識廣，面對困境和危險的經驗比我豐富得多。他們全都不吭一聲，我可以據此作出合理推斷，情況可能未如我心中所想的那般危險。還有更重要的一點，我絕對信任兩名機師的技術和能力，並且願意把自己的生命交託在他們的手上。

　　經過十數秒的反覆思量，我決定以不變應萬變，跟隨大隊的決定。

　　「那麼我們現在開始按計劃向後甲板靠近，後艙隊員做好 winching 準備。」機長在確認沒有人提出放棄行動的要求後，便以清脆的聲調果斷地説。

決意抵着風浪

說時遲，那時快，直升機輕微地抖了一下，就開始從後方靠近貨船。空勤主任從打開的主艙門探身出去，以銳利的目光緊盯着下方船上的情況，並以頭盔對話器不斷向機長匯報距離和高度等重要資訊，從容不迫地引領超級美洲豹平穩地懸停在後甲板上空十來米處。然後，絞車手把右手大拇指豎起，示意下船的拯救隊員準備垂直懸降。

隊員們隨即解開安全帶，拔掉插在通話插座上的電線，逐一從機艙後面的座位慢慢往敞開的機門靠攏。紛飛的雨點混着直升機發動機散發出的熱空氣，疾風狂亂地捲進機艙，直撲露出在頭盔之下的面頰。縱有護目鏡保護，眼前仍一片迷濛。絞車手動作嫻熟地把懸降用的救生索，繞過最靠近機門的空勤主任的頭頂往下套，牢牢地環繞在他的腋下和胸前位置。待一切就緒，空勤主任把雙腿跨出機艙，讓身軀懸在半空。絞車手左手靈巧俐落地操作着機門上方的絞盤，右手控制着鋼索的擺動，把他有驚無險地吊下貨船的後甲板。

空勤主任安全降落後，立即敏捷地把套在身上的救生索甩開，馬上跟隨在甲板上協助的水手走到安全的位置。絞車手把救生索重新吊回直升機，沒有半點猶疑就把它往我的頭頂套下去。我於是提起膽量，深深地吸了一口氣，把胸膛鼓得滿滿，第二個躍出機門。我整個人頓時被那條直徑只有一厘米左右的鋼索懸在半空，瞬間就被強風吹得不由自主地轉動起來。這條總長 245 英尺的鋼索表面看來並不起眼，卻可以安全吊運重達 600 磅的物件。在這一刻，它就是我能否安全回家的重要依靠。

我被懸掛在甲板上約 20 米的高空，頭上戴着沉重的頭盔，身上斜揹着鼓得滿滿的急救袋，上身套着懸降用的救生索，整個人被纏繞至動彈不得。而且，視野嚴重受阻，只能勉強看到正前方的範圍。我的連身飛行服和救生衣，霎時間就被紛飛的雨點弄得全濕。當我不受控制地旋轉到面向桅杆的方向，才赫然察覺頭頂上高速轉動的主旋翼，翼尖距離那

擺動中的船桅最近處只有一米左右。只要桅杆和直升機任何一方搖擺的幅度再稍為加劇一點，就會撞到一起。雖然在機內決定留下來的那一剎那，已經做好了心理準備，但眼前見到的驚險場面，仍不禁讓我有心臟快要跳出來的感覺。

我彷彿能聽見直升機主旋翼打在桅杆上發出的金屬撞擊聲響，也能想像到直升機隨後墜落甲板的情況。這些以前在電影中看過的驚慄鏡頭，此時此刻竟然不知從哪兒突然蜂擁而來。

隨着我被絞車手慢慢放下去，旋翼產生的強烈下行渦流掀起甲板上的碎木、雜物和紙屑，圍繞在我身軀的不遠處旋轉，隨風飄揚，正好為這個驚心動魄的救援行動佈置了一道波瀾壯闊的場景。海面翻起的巨浪，不斷拍打着貨船兩側的船身，激起數米高雪白的浪花。在那生死攸關的時刻，仍無阻我想起北宋大文豪蘇軾的名句 —— 亂石穿空，驚濤拍岸，捲起千堆雪！

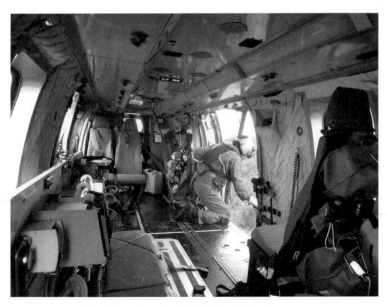

絞車手以右手穩定鋼索，冷靜地操縱着絞車把空勤員降下。

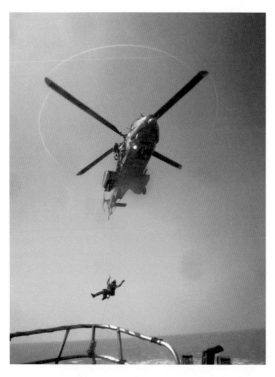

進行海上搜救任務時，直升機大都只能以懸吊方式運送隊員及傷者。

高空墮艙底

　　安全降落甲板後，我依從指示先和空勤主任會合，等待飛行護士最後降落。隨後，三人在船員的引領下，提着厚重的急救袋穿過迂迴曲折的通道，走下狹窄昏暗的螺旋梯，幾經波折終於來到貨艙底部的傷者身旁。那名三十餘歲的外籍船員平躺在地板上，喉嚨裏斷斷續續地發出低聲的哀鳴。他的身體六、七米之上是一個碩大的艙口，艙口旁邊就是主甲板，空洞的艙口上方全是黑壓壓的烏雲。了無生氣的光線穿過那大大地張開得像要把所有東西都吞噬掉的洞口，半明半暗地把艙內映出一片寒意。

　　已經不用多説，多年的空中救護經驗驅使我們互有默契地迅速進入作戰崗位，各就各位展開現場急救。我蹲到傷者身旁，把頭盔摘下擱在

一邊，先為他帶上護頸套固定脖子，以防他因頸骨折斷而傷及中樞神經系統。然後，我一面系統性地為他檢查傷勢，一面以最直接的口吻向他查詢意外詳情，以決定合適的救治方案。

傷者雖然傷得比較重，但依然清醒，能正常對答，氣道暢通無阻。我以聽筒為他檢查了胸部，呼吸系統沒有明顯的異常，臨床上也沒有肋骨骨折的跡象。接着，我同時檢查了他手腕和脖子上的脈搏。兩者都依然強勁有力，頻率正常，顯然沒有休克的現象。然後，我對腹部和盆骨進行評估。腹部平軟，沒有膨脹和痛楚感。盆骨穩固，無壓痛跡象。臨床判斷腹腔內沒有嚴重出血的徵狀，也排除了不穩定性盆骨骨折的可能。傷者四肢可以自由活動，脊髓神經也沒有明顯受損的情況。

飛行護士在另一邊忙着為傷者戴上氧氣罩輸氧、量血壓，以及檢測血氧含量，並為其建立血管通道進行輸液作業。那邊廂，空勤主任正展開折疊式擔架牀，為傷者的最終撤離作準備。經詳細檢查，發現傷者身上多處骨折，但維生指數正常，並無即時生命危險。我以護托固定了手和腿的骨折部位，以免因移動而引致病情惡化。隨後，透過靜脈通道為他注射了三毫克嗎啡，紓緩痛楚。當一切就緒，在現場必須進行的急救程序大致完成後，接下來要考慮的就是制訂傷者撤離的方案。

懸吊的距離越長

由於現場各項客觀因素的制約，撤離方案的選項受到諸多限制。首先，傷者腿部骨折，因而不能自由行走。要求傷者自己走上主甲板，是不切實際的想法。其次，船艙內部的舷梯通道曲折狹窄，而且是螺旋形的，難以讓平躺着的傷者通過。因而，先以擔架運送傷者到甲板，再行吊運登機的方法也註定徒勞無功。在躊躇之間，空勤主任通過手提通話器與一直在上空低速盤旋的機長保持密切聯絡，商討可行的解決方法。經過一輪周全的磋商，最後決定先由空勤主任護送繫穩在擔架牀上的傷者，兩人一起直接從艙底經艙口吊上直升機。然後，我和飛行護士提着

其他救援設備步行返回後甲板，從那兒進行懸吊，逐一返回直升機。

我們三人心裏都很清楚，在暴風中直接以懸吊方式把兩人同時從船艙底部拉上直升機，所需的鋼索要比剛才降落甲板時長數米，意味着行動本身有極高的風險。透過簡單的物理學原理分析，不難明白鋼索越長，搖擺的幅度就越大，再加上風力的因素，空勤主任和傷者在上升過程中很容易因鋼索晃動而撞到艙壁，造成無法預計的後果。另外，直升機在吊運作業時，也隨時有碰上搖曳的船桅之虞。因此，這個行動要求機長施展高超的駕駛技巧穩住直升機，而且對空勤主任和絞車手之間的協同能力也是一大考驗。

我抬起頭，把視線聚焦在 L2 打開的側門。只見絞車手挺起腰肢，單膝跪在門邊，右手握拳穩定着鋼索，左手靈巧地操縱着絞車的控制杆。鋼索末端的鐵鈎扣着救生套，在絞盤轉動聲中緩緩地降了下來。空勤主任也單膝跪在貨艙的地板上，把已經固定在擔架牀上的病人橫放在他跟前。當救生套下降到他頭上的時候，他猛然舉手，一把抓緊吊下來的設備。他乾淨俐落地把自己和擔架牀扣緊在鋼索的鐵鈎上，然後把每一個接駁位置重新檢查了一次。在確保萬無一失後，他抬起頭望向機艙邊緣的絞車手，並以手勢示意已經一切就緒。上面的絞車手隨即心領神會，馬上重新驅動絞車。空勤主任和橫放在他跟前的傷者，接着就慢慢地被吊離了地板，逐漸和我們拉開了距離。

由高速旋轉的主旋翼產生的下行渦流，迫使我們蹲下來以免摔倒，但我仍忍受着那股撲面而來的熱氣，透過護目鏡半睜着雙眼向上望，目送空勤主任和傷者驀然騰空而起，垂直穿越船艙上方的洞口，有驚無險地返回直升機。我深深呼了一口氣，放下壓在心頭的巨石，跟身旁的飛行護士說了一聲：「該撤退了。」便提起那個紅色的急救袋往回走。

沿着舊路穿過狹窄的通道，拐過數不清的轉角，走完兩三條螺旋形樓梯，我和飛行護士又重新回到了貨船的後甲板。雨在我們忙碌之間已

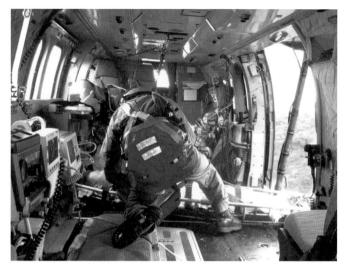

兩名空勤員合力把
傷者移進直升機艙。

經停了，風也減緩了不少。天空雖然仍有厚厚的雲，但已經明亮多了。
我單膝跪在後甲板中心的位置，透過護目鏡看着救生套緩緩垂放到我的
面前。我毫不遲疑地把它套在身上，如釋重負地等待着雙腿離開夾板的
瞬間。在身體緩緩向上升的一剎那，我無意間看到那支桅杆就在眼前五、
六米之外。我目送着它漸漸往下，心中暗暗慶幸着甲板離我越來越遠。
不消十來秒，L2 直升機的底部就已經在眼前出現。我舉起右手按着側門
的底部，以免頭部撞上堅硬的機身。當我被吊升到和側門水平的位置時，
絞車手一把將我抓緊，並且用力地把我拉進了機艙。

　　幾分鐘後，飛行護士也從貨輪的甲板安全登上超級美洲豹，機長隨
即開足馬力直奔東區醫院。在降落東區醫院主大樓頂層直升機停機坪前
的短短十多分鐘航程中，我和飛行護士一直沒有閒着，不斷運用配置在
直升機上的醫療設備監察着傷者的血壓、心跳、血氧等狀況，並因應所
得的數據作出適當處理。直到乘坐專用電梯把病人從停機坪護送到地面
的急症室，將救治工作轉交搶救室內的醫生和護士，我們才真正的鬆了
一口氣。

創傷救治的評估程序

這次三號風球中的海上搜救任務，主要目的是拯救一名從高處墮下的船員，醫療方面的具體內容為院前創傷救治。在救治嚴重的創傷患者時，無論在事發現場，還是在醫院急症室的搶救室，本港的消防處救護員、飛行醫生和護士，以及醫院各科的醫護人員，都是根據美國外科學會所創辦的高級創傷生命支持術（Advanced Trauma Life Support, ATLS）中的原則，進行系統化處理。醫護人員會首先對傷者的氣道（Airway）、呼吸（Breathing）及循環系統（Circulation）進行快速的初步評估（Primary survey）。這三個主要的系統常被簡稱為急救醫學中的 ABC，對它們的評估和救治是創傷處理中最首要的環節。三者中的任何一個系統受到嚴重損傷，都會使死亡率和出現嚴重後遺症的機會大增。評估 ABC 時，需在傷者及其他相關人員身上，獲取所有與意外有關的重要資料，務求及早評估傷者傷勢的嚴重程度，繼而作出相應的處理。

在初步評估階段，醫護人員採取的搶救手段，主要包括為傷者保障氣道的暢通、提供氧氣和協助呼吸、建立血管通道、為表面的傷口止血、輸液及注射藥物以緩解休克狀況等，務求及時穩定傷者的各項維生指數。這些都是飛行服務隊的拯救隊員在醫院以外缺乏支援的情況下，所能提供的醫療程序。然而，在急症室的搶救室裏，還可以採取諸如抽血化驗、超聲波、X 光、電腦掃描、以及輸血等各類檢測和治療措施。

待完成初步評估及穩定傷者情況後，緊接下來的第二個環節就是為病人進行從頭到腳、從前到後的詳細檢查（Secondary survey），目的在於準確找出所有表面和體內的受損器官及部位，以決定最終的治療方式。對病人身體正面部分的檢查，包括目視檢測表面各處的受傷痕跡，及對胸腔、腹部及盆骨等部位進行按壓，判斷各處有否骨折及出血跡象。此外，亦要對傷者的瞳孔反應、四肢活動能力及脊髓反射作出檢查，以斷定中樞神經的受損情況。檢查病人的背面比正面來得複雜，需要合三至四人之力，在固定頸椎的前提下把傷者在病牀上翻側 90 度，由另一名

醫護人員由上而下按壓整條脊柱，以評估有否潛在的脊柱骨折情況。同時亦需進行探肛檢查，以肛門的閉合能力評估中樞神經的完整性，並透過手套上是否沾染血漬，而判斷腸道有否受損。

總括而言，致命的創傷多由嚴重的內部出血引起，常見的是胸腔或腹腔創傷、不穩定的盆骨骨折或多發性長骨骨折等情況。此外，嚴重的腦部創傷亦是普遍的致命原因之一。遇到這些狀況，及早進行緊急手術是挽救生命的唯一選擇。

這次搜救任務中的傷者從主甲板掉到貨艙的底部，高度約有六至七米，足以造成致命性的創傷。幸好他在墮地時沒有引致頭部及頸椎的嚴重受傷，而且在風暴中海上交通受阻的嚴峻環境，仍得到來自空中的飛行服務隊人員奮不顧身的營救，所以身體雖有多處骨折，終能在怒海中脫險，保住性命。

政府飛行服務隊輔助空中醫療隊全體約 60 名飛行醫生和護士，由始至終與常規隊員保持緊密合作，激揚着高昂的團隊精神，本着「把急症室帶到病人身邊」的宗旨，從週五至週一及所有公眾假期的日子，在早上九時半到下午六時半的值勤期間內，不論天候狀況如何惡劣，意外地點多麼遙遠，肇事現場何等險峻，都緊守着崗位，隨時候命。一聲令下，全體隊員均以病人的安危為先，縱使任務危險重重，亦義無反顧。

我於 2003 年加入政府飛行服務隊成為飛行醫生，曾多次參與這類扣人心弦的搜救任務。此生有幸以平庸之軀與英雄一起，出生入死，並肩作戰，足以畢生引以為傲。

直升機上的心外壓

　　身形小巧玲瓏的海豚直升機在 15 分鐘前降落後，空勤員、飛行護士和我下了機，把擔架牀和急救袋放在通往直升機坪入口的通道上，就一直站在那裏焦急地等候。三對投向長洲醫院那座古色古香的三層高建築物的目光，由一開始就沒有挪開過一秒。

　　時值深秋季節，和風吹拂，海面上揚起白色的浪花。正午的金黃色陽光，灑滿海邊的堤岸，從不同角落反射着刺眼的光芒。我們三人不約而同把頭上沉重的頭盔摘了下來，收藏好頭盔後的通話電線，便用一隻手提在腰間。我們都穿着整齊的深藍色飛行服，一副整裝待發的模樣，但在目標人物仍未出現前，大家都睿智地把面龐迎向風的故鄉，在空隙的時間偷偷享受着片刻的小島風情。

　　我與長洲島上的那所醫院，很早就結下了不解之緣，以致每次聽到長洲醫院這個名字，定會勾起心中一段快樂的回憶。2003 年 10 月，我被調派往該院工作兩個月，那年我也剛好被招募為飛行服務隊的飛行醫生。上班的第一天，便被那間別具情調的建築物深深吸引，愛不釋手。我租住了距離醫院只有六、七分鐘路程的一間獨立套房，每天早上可以睡到上班前 20 分鐘才醒過來。簡單梳洗過後，就連跑帶跳地沿着長洲東灣海灘旁邊的小路趕回醫院，雙手總是忙於把法式長麵包一小塊一小塊地撕下，看準牙齒停下來的時機便往嘴裏送。

　　依稀記得那是接近年尾的時分，淺藍色的天空在最合適的位置點綴着數片白雲，清明而透徹。和煦的陽光撒滿一地，把金黃色的顏料塗抹在低矮的建築物外牆之上，使我經常在上班的途中產生幻覺，以為自己

正身處地中海的某個小島。略帶鹽味的清涼海風，從左邊平緩的海面吹來，掠過十餘米寬的半月形沙灘，輕拂着面龐上仍未完全消散的睡意，把前夜殘留下來的倦容一掃而盡。一小撮鐵了心要逃離文明世界的雁羣，在頭雁的帶領下向兩旁展開 V 字型的陣列，以上一天操練過的節奏拍打着雙翼，整齊地飛越深秋海濱的樹林。牠們一面頭也不回地發出道別的低鳴，一面含蓄地逐漸隱沒在山嶺的另一邊。對於我來說，那是美好的年代，也是值得回味的年代。

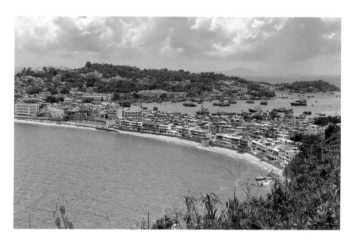

從空中俯瞰長洲這個提出「空中救護服務」要求最多的小島。

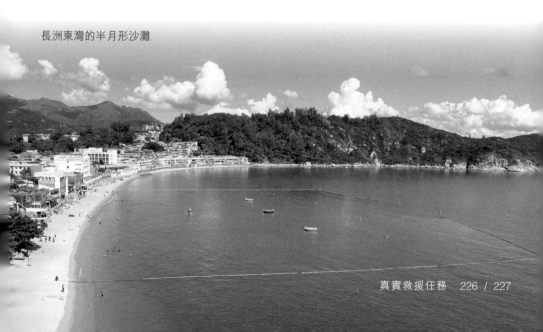

長洲東灣的半月形沙灘

長洲的空中救護服務

停機坪座落長洲東堤路的南面盡頭，位於島上最具規模的華威酒店側前方的岸邊。一片漆着「H」字的圓形水泥地，孤零零的突出到海面上。這是政府飛行服務隊直升機在長洲的指定降落點，也是除飛行服務隊總部外，飛行醫生和護士降落得最多的一個停機坪。假日島上的遊人在直升機緩緩降落的一刻，有如遇到千載難逢的景象，奮不顧身地頂着強烈和微燙的下行渦流，聚集在停機坪外舉起相機拍照。這情景對於飛行服務隊的隊員而言，早已不是甚麼新鮮的事物。

對於居住在遠離市區的長洲居民，這個直升機坪就如《哈利波特》小說中的時空隧道入口，為他們提供了通往平安的一扇快捷通道。長洲是香港眾多離島之中，居住人口較多的一個。島上的長洲醫院，也是眾多離島醫療設施中規模最大的一所，醫院中設立了小型的急症室。由於該急症室的求診人數較其他小島的診所多，患有較嚴重疾病需要轉往市區的病人因而也較多，所以是飛行服務隊經常前往執行空中救護服務的地方。市民平常可以看到飛行服務隊的海豚直升機，頻繁地往返市區與長洲之間，也經常在那個停機坪見到飛行服務隊隊員的身影。

儘管直升機是生命和希望的化身，但出人意表地卻仍未足以討好所有島民的歡心。歸咎於頻密的起飛和降落，直升機無可避免地製造了不少噪音，為島上的居民帶來了不便。一位民安隊山嶺搜救中隊的朋友對我說過，他一家人以往曾到直升機坪附近的華威酒店住過一晚。他們租住的是海景露台房，所以入住的時候原是興高采烈的，但那一晚卻有兩次直升機送院的行動，令他夜不能眠。連經常和我們一道乘坐直升機執行任務的搜救隊員，對巨大的聲浪也感到吃不消，這大概也反映了長洲島上居民所面對的困境。

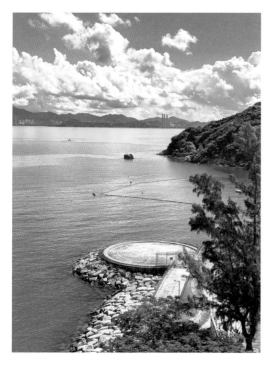

長洲東堤路南面盡頭的直升機坪

A+ 級的病危老婦

約半小時前，飛行服務隊收到長洲醫院的電話，要求提供一個 A+ 級別的空中救護服務，把一名心臟停頓後被救活過來的老婦轉送到設備較完善的市區醫院。

為了更有效地運用資源，飛行服務隊和各離島的醫院、診所及監獄醫院，在空中救護服務的通報中都採用了同一套的分級制度。該制度把需要轉送往市區的病人，按病情的嚴重程度，由上至下分為三級，分別是 A+ 級、A 級和 B 級。提出空中救護服務要求的醫療機構，需為病人作出正確分類。由於 A+ 級病人最為嚴重，所以飛行服務隊承諾在接收到請求後，於 20 分鐘內飛抵該醫療機構附近指定的停機坪，把病人直接送往東區醫院頂層直升機停機坪。而其他兩個級別，飛行服務隊只會把

病人送往灣仔金紫荊廣場附近的停機坪。在晚上十時至明早七時這個時段內，飛行服務隊不會為 B 級病人提供空中救護服務。

由於這次遇到的是最高級別的病人，我在登機出發前，特意致電長洲醫院查詢詳細情況。我向接電話的護士提出了一連串針對性的問題，得知老婦被救活後仍昏迷不醒，需以呼吸機維持呼吸，亦需要增強心臟活動能力的藥物維持正常的血壓。當了解到病人情況極端危殆後，我向她提出了一些救治上的建議，希望他們在直升機到達前能夠一一辦妥。甫放下電話，我和飛行護士、一名機師和另一名空勤員四人，便立刻跑下樓梯，飛奔到行動任務倉庫。披掛整齊後，隨即奔向停機坪上那架安放了救護設備的 EC155 B1 海豚中型運輸直升機。

「漫長」的等待

一般來說，空中救護服務執行起來比搜索與拯救任務簡單輕鬆得多。從香港境內任何一個地點飛往東區醫院或灣仔，飛行時間不會超過 20 分鐘。在空中，20 分鐘看起來比在地上要過得更快，飛行醫生和護士通常只能做一些監察性的工作，不會有太多時間提供額外的治療。

在此之前我承擔過的所有空中救護服務中，即使算上那些 A+ 級別的個案，都從沒遇過任何險阻和困難。但這次在停機坪的鐵絲網外站得越久，就越讓我覺得可疑。過了那麼久病人還沒有到來，讓我腦中泛起一絲不詳預感，心裏不禁盤算着各種最壞的可能性。

我們從收到通報到現在，已經超過半小時了。一般來說，都是救護車在地上等候直升機的，很少像這次那樣，要直升機等候這麼久，當中應該出現了甚麼差錯。這樣白等下去，一來不知道病人發生了甚麼狀況，而且我們一直站着也起不了甚麼作用，所以我心中萌生起咱們三人一起跑進長洲醫院，協助急症室裏的醫護人員搶救的想法。

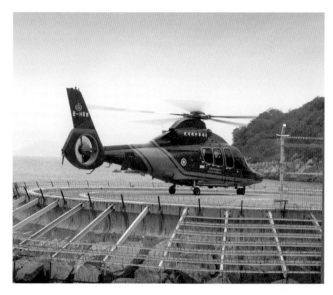

海豚安全降落在海邊的停機坪。

　　由於數年前曾在這裏工作的緣故，我對這所醫院了解得很清楚，對裏面的一草一木、一廊一柱，都有着深厚的感情。這所小型醫院的急症室，每天只有一名醫生連續當值 24 小時，其他護士和工作人員的人數也不多。我可以想像得到，假若遇到一些嚴重複雜的病症，也真夠他們受的。我和其他兩名隊員都各有專業知識，直接走進急症室協助搶救，或許能夠紓緩他們的壓力。據我所知，以往也有飛行醫生曾經這樣做，只是我從未遇到有如此急切的需要而已。從我們站着的位置到長洲醫院，如果走得快一點，只有那麼短短的一、兩分鐘路程。

　　我對以往美好的時光，心裏仍縈繞着無限的眷戀。那兩個月，在午飯的時間，醫院二樓的走廊總是空無一人。我愛趁着這個空檔，獨個兒在走廊上踱步。走廊的一邊是辦公室和病房，另一邊是整排的窗子。溫暖的陽光從外面穿過玻璃，把窗子的形狀投射在地板上，變成一格格刺眼的拼圖。透過窗子可以看到被建築物三面包圍的庭院。庭院中的老樹雖然已掉下一半的葉子，但一陣呼呼的海風吹來，剩下的一半仍舊使勁地抖動得沙沙作響。把目光從枝葉交錯的樹梢之間穿過去，就是蔚藍色

的海。海浪順着風的方向，捲起彎曲的白色弧線，排成一道道小矮牆般湧上灘頭，在一頭栽進沙子而無法再尋回自己的身影之前，用盡氣力依依不捨地唱出最後的詠嘆調。最前端的一排浪花沒入沙子後，驀然化作探戈姑娘搖曳的裙襬，在水陸交接的邊沿，忽前忽後地擺動飄揚。滾滾浪花拍打着沙灘和岩岸，此起彼落地編奏成一曲聽風的歌。在那數十個糅合着陽光清風和藍天白雲的秋日下午，我經常倚在窗邊，着了迷似的看海浪起舞，且聽風吟。

正想向空勤員和飛行護士提出直接走進醫院參與搶救的建議時，島上那輛具標誌性的小巧型紅色救護車，卻馬上出現在我們的視線之中。它吃力地拐過長洲醫院旁的窄巷，步履蹣跚地向我們駛了過來。

立即檢查維生指數

車子停在直升機坪的入口前，救護員把後門向兩面打開，合力將老婦抬下車，跟着便把抬牀推到我們面前。我即時走上前去，向陪同的護士詢問了最新狀況，查看了急症室的病歷紀錄，也快捷俐落地翻看了病人的心電圖和肺部 X 光片。緊接着，我挨到病人身邊，為她迅速評估了各項維生指數。病人仍然昏迷，口中插着呼吸管，連接着便攜式人工呼吸機。我把三根手指頭穩固地按着她的手腕，兩三秒之後就感應到循環系統發出的正面訊息。腕上的脈搏依然明顯，套在食指尖的血氧測量儀，顯示出正常的血液含氧量讀數。

正常來説，空中救護服務由較小型的海豚直升機遂行。這種任務通常並不複雜和危險，飛行時間較短，機組人員一般由一名機師、一名空勤員、一名醫生或護士組成。只有在遇到極為嚴重的病症，才會由兩名醫護人員一同執行。鑑於海豚直升機內部空間狹小，執行任務的人數也極為有限，因此在空中救護服務中，醫護人員都習慣了在病人登機前，先為他們在停機坪附近進行較詳細的評估，以免在機上發生突如其來的變故時，出現手足無措的情況。

我確定了呼吸機和其他醫療儀器都運作良好後，便示意救護員們把病人從抬牀移到我們的擔架牀上。一切就緒之後，空勤員就開始引導大家走向直升機。他在離開直升機側門約十米的距離停了下來，向機師發出了一個右手大拇指向上的動作。機師立即明白了這個登機的請求，馬上向空勤員回覆了相同的手勢。我意會了獲准登機的指示，便和救護員及飛行護士一起，簇擁着病人向機門移動。

　　我率先登上直升機，飛行護士也緊隨踏進機艙。我們二人在機艙裏配合着救護員把病人抬了進來，將擔架牀固定在機艙的地板上。為病人重新連接機上的監察儀器後，我和飛行護士趕忙坐回面向病人的座椅，扣上安全帶，把頭盔上的對話器電線接駁機艙的插座。我向機師簡潔地滙報，指出病人情況雖然暫時穩定，但仍十分危殆，建議儘快飛往東區尤德夫人那打素醫院。

　　直升機像海豚從海裏躍出水面一樣，垂直地往上急升，在空中懸停了片刻，機首稍為向下一沉，便飛快地向前挪動起擁有完美線條的身軀，把下方仍忙於舉機拍攝的遊人遠遠地拋在身後。當機身穩定下來後，我和飛行護士又急不容緩地解下安全帶，離開座位蹲到病人身旁。海豚直升機的機艙比超級美洲豹細小很多，不能像超級美洲豹那樣，把病人沿着機身中軸放置，只能橫着安置在座椅和緊急醫療系統之間。

　　我和飛行護士分頭行事，熟練地查看監察儀器上的各種數據，調節各種儀器的閥門，幸好一切尚算穩定。飛行時的噪音十分嘈雜，而且機艙狹小，不少醫院中的診斷方式在直升機上都不能派上用場，只能根據血壓、心跳頻率、血氧飽和度和心臟監測儀上的掃描圖形等幾種簡單的數據，綜合起來為病人評估實時的情況。

病人心跳急速驟降

在整個飛行過程中，起飛和降落對於機上的乘客而言，可説是最危險的階段，必須繫上安全帶，以防發生意外。當機師透過通話器表示快將降落時，各人都儘快完成手上的工作，自覺地返回座位。在我繫上安全帶的一瞬間，察覺到監測儀上的掃描圖形突然顯示心跳頻率驟降。根據多年在急症室工作的經驗，估計那名婦人的情況在我們眼皮底下已經急轉直下，心臟將會在極短時間內停止跳動。

我顧不上安全條例，立刻鬆開了安全帶，一下子又躍回擔架牀邊。飛行護士隨後也撲了上來。我一隻手按着病人的頸動脈（Carotid artery），另一隻則按着手腕的橈動脈（Radial artery），四、五秒之後就證實兩處均已經失去了脈搏。綜合臨床檢查結果和監測儀的圖像判斷，這是一起無脈性心電流活動（Pulseless electric activity, PEA）。我沒有片刻的猶豫，立即一面為老婦施展心外壓，本能反應一面向貼在嘴唇邊上的通話器高呼：「一針 Adrenaline（腎上腺素）！」

PEA 是三種顯示心肺停止的心電圖狀況的其中一種，也是最令人沮喪的一種。它不像心室纖維性顫動（Ventricular fibrillation, VF）那樣，可以透過電擊方式作治療，也不像心搏停止（Asystole）那樣，基本上無法救活。它有救活的機會，但卻沒有簡單直接的方法。醫護人員可以做的除了進行持續不斷的心外壓外，還須因應導致心臟停頓的原因對症下藥。

我在離開機門大約兩米的位置，雙膝跪在地板上，雙臂挺直，把雙手疊在一起，以上身的力量一下又一下壓在婦人的胸膛上。空勤員單膝跪在機艙的邊緣，曲起一條腿攔住敞開的機門，雙臂張開緊握門邊的把手。儘管我不知道這是否標準的安全程序，但我從心底裏對他作出了衷心的感謝。我意會到他在採取防護措施，以防沒有扣上安全帶的我因意外而被甩出機外。

我已記不起飛行護士有沒有足夠的時間，為那名老婦注射腎上腺素。若事先沒有預備好一支隨時可以注射的藥物，而在收到指令後從醫療袋中取出藥盒，在眾多藥品中找出腎上腺素，再用手指弄斷瓶頸，以針筒注射器從瓶內抽取 10 毫升的藥物，最後透過病人腕上的靜脈通道注射進身體，以上整個過程最少得花上兩至三分鐘。我估計在這段時間內，海豚應該早就降落地面了。當事後孔明不難，但誰又能早已預測病況，而且準確預備適合的藥物呢？

當海豚直升機降落在東區醫院頂層停機坪，負責接收病人的急症室醫護人員推着病牀到達機門邊沿，頓時被這意想不到的景象嚇了一跳。我們一面做着心外壓，一面艱難地把病人移到機外的推牀上。接着，空勤員、我和飛行護士相繼跳下機，一同護送病人乘坐升降機趕往地面的急症室。

那個令人心曠神怡的秋天下午，天是藍的，雲是白的，風是清的，即便身處升降機之中，身邊彷彿仍能聽到樹上鳥兒的歌唱，還能嗅到村前花兒的芳香。因為我們的不懈努力，在進入急症室前，病人已回復了心跳。我們一行七、八個人，一同踏着忙而不亂的腳步，穿過曲折的走廊和急症室大堂，把病人直接推進了搶救室。

向主治醫生轉交了病人的資料後，我們三人踏着比先前輕鬆得多的步伐，沿着舊路折返醫院頂層停機坪。隨後，那架海豚直升機踏上歸途，緩緩升空。海豚在海面 1,500 英尺的上空，迎着遠方金黃色圓圓的太陽飛行，機身反射出耀眼的光芒，彷彿自豪地宣示着是次空中救護服務圓滿成功。

空中救護服務解決了以往離島居民在遭遇緊急醫療狀況時求醫困難的局面，島民的生命安全因為盡責的飛行服務隊隊員，以及快捷的空中交通工具而得到保障。我在整個飛行醫生的生涯中，參與過多不勝數的空中救護服務，然而，這次任務的驚險場面實屬罕有，是十多年來唯一一次，也是我最記憶猶新的一次。

雷雨中的長程海上搜救

「雷達顯示前面有四艘大小相差無幾的船，不清楚肇事的是哪一艘。還有沒有更多關於那艘船的資料？」

當機長透過頭盔通話器向後面的空勤員作出查詢的時候，超級美洲豹中型運輸直升機已在海上飛行了約半小時。在這之前，機員之間的說話不多，機艙內的氣氛就如外面的天氣一樣，鬱悶侷促。

我一個人佔據了機艙最後一排的整列座椅，從升空的那一刻起，就忙着整理可能用得上的醫療用品和藥物，身邊的座椅和大腿上放滿了各種儀器和用具，一點兒也察覺不到時間消逝得這麼急。突如其來地從耳邊話筒傳來的訊息，打斷了直升機主旋翼在起飛後就從沒停息過的低頻噪音，剎那間把我拉回真實世界。

長時間接收這種單調的噪聲，加上主旋翼高速轉動產生的低沉震動，過不了多久就能讓人產生困倦的感覺，也會抑制集中精神的能力。這些都是執行遠程海上搜救任務時，隊員無法迴避的狀況。

政府飛行服務隊約在一小時前收到香港海上救援協調中心的通報，一名中國內地船員在本港南面 70 海浬的漁船上作業時，被繩纜重擊受傷，急需救援。肇事位置處於 GFS 負責搜救的廣袤海域 —— 香港以南 700 海浬（1,296 公里）—— 之內。

搜索與拯救是 GFS 承擔的其中一項重要任務，搜救範圍包括香港、九龍、新界和各離島上的陸地，以及遠至菲律賓和越南之間的南中國海廣闊海區。在這片一望無際的遼闊區域內，若發生任何海事意外，GFS

在收到有關當局的求助通報後，均會按實際需要考慮派出拯救隊，乘坐 AS332 L2 超級美洲豹中型運輸直升機飛赴事發地點，獨自或聯同其他救援單位一起展開現場拯救工作。

在收到出發命令的時候，我已經立即意識到，這項行動將會是我執行過的眾多搜救任務之中最重要的一個。無論在未來的兩、三小時內發生甚麼事情，都必定讓我畢生難忘。根據通報的肇事位置來看，距離香港 70 海浬的路程，若轉換為普通人更常用的測量單位，就是大約 130 公里。這已是我十多年來飛行距離最遠的一次任務。另一個讓我體內的腎上腺素分泌驟然激增，令心跳瞬即加劇的原因，跟這是首次在沒有飛行護士協助的情況下，要單獨執行最具挑戰性的長程搜救任務有直接關係。這兩個因素混合在一起，讓我在登機的那一刻，心中就禁不住摻和着緊張、興奮和憂慮的複雜情緒。

天有不測之風雲

那是 2015 年 9 月上旬的一天，正值炎夏，天氣卻壞得讓人一大清早就沾滿了鬱悶的情緒。一團團黑雲低低的壓下來，遮蔽了夏日山上柔和的翠綠，截斷了小島沿岸彎曲的弧線，也關上了我胸中愉快的心扉。早上八時左右，我從家中出發，駕車前往位於香港赤鱲角國際機場的 GFS 總部值勤。礙於惡劣的天氣，我的出發時間比平常提早了 30 分鐘。我是個守時得近乎歇斯底里的人，無論甚麼天候狀況都不希望遲到。何況飛行服務隊在任何惡劣情況下都得隨時候命，我根本無法找到任何藉口打破慣例。

我那輛約有 10 年歷史的寶馬三系轎車駛上青馬大橋的一剎那，天開始下起大雨，連平常直插雲端的數座橋塔，也模模糊糊地隱沒在煙雨之中。我的心就像車窗外的空氣一樣冰冷，雖然自知是個盡責的人，但我可不太想在這種天氣於高空中飛行。

回到總部，過不了多久已和當天值勤的飛行護士一道，執行了一項空中救護服務，從長洲把一名快將分娩的孕婦送到灣仔金紫荊廣場附近的停機坪，交由救護車轉送到瑪麗醫院。

完成任務後返回飛行服務隊總部，梳洗整理一頓，已是午飯時間。飯吃到一半，出動的警號聲又突然響徹整座大樓。我和飛行護士馬上放下碗筷，二話不說就從二樓的餐廳跑向一樓的飛行指揮及控制中心。聽取航空交通管制員的簡報後，原來只是一宗簡單的空中救護服務。由於病人情況穩定，於是我們決定分為兩組，由飛行護士獨自執行這項任務，而我則繼續留在總部待命，準備執行下一項可能在短時間內接到的任務。

在比較清閒的日子，空中醫療隊一天可能只執行一兩項任務，飛行醫生和護士呆在辦公室裏，往往悶得發慌。但那個橫風橫雨的 9 月中午，肯定不屬於其中一個可以讓人坐下來慢慢喝咖啡的「悠閒假期」。

飛行護士乘坐的 EC155 B1 海豚直升機起飛才不到數分鐘，急促得讓人有點不安的 SAR 警笛又再度響起，迫使我要再次放下手中的餐具，依循幾分鐘前才走過一次的路徑，三步化作兩步跑回下一層的控制室。

首次遠程搜救任務

從航空交通管制員的口中接收到求助的訊息後，我全身的神經霎時間繃緊起來。這次可不是鬧着玩的，這是我當飛行醫生 12 年來首次遇上的長程海上搜救任務，而且是在沒有飛行護士協助下的單獨行動。掛在控制中心一堵牆壁之上的巨型地圖，已清楚標示着「東經 113 點 35 度，北緯 21 點 28 度」的肇事位置。我意識到大約一小時後，我將要在這片遠離陸地的茫茫大海上空，為一名報稱頭部嚴重受傷的年輕男子，在孤立無援的情況下展開與死神的搏鬥。

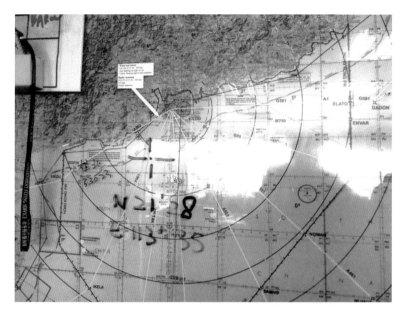

GFS 指揮及控制中心牆上的巨幅地圖，清楚標示肇事船隻的大概位置。

　　我平時經常毫不掩飾地誇獎護士的能力，説醫生都是被寵壞的孩子，離開了護士後甚麼也幹不成。想不到在個人的歷史性一刻，竟要在缺少護士支援的情況下獨自面對嚴峻的處境。

　　仲夏午後，寒雨連天，煙波浩渺，風起雲湧，雷電交加。極目處，烏雲與暴雨連成一片，能見度極差。飛行護士因前一項任務被派遣出去，剩下我一名醫護人員在機場兩公里範圍內閃亮着雷暴警告的紅色訊號中，與另外兩名機師和兩名空勤員一起，冒着風雨登上停在機庫十多米開外的超級美洲豹。

　　在仍未接觸傷者之前，這個行動早已打破了我人生中的多個紀錄。這是我首次在機場兩公里範圍內雷暴警告懸掛時起飛。由於缺乏經驗，無法預計風險有多大，所以在直升機升空之前，心裏難免有些許緊張。這個警告生效的時候，代表 GFS 總部兩公里範圍之內，不時有雷暴和閃電發生。停機坪附近的紅色警告燈，全部都會持續地閃亮，直至警報解

除為止。此時直升機若曝露在空曠的停機坪上，被閃電擊中的機會就會大增，對機內的乘員構成頗高風險。因此，有別於普通天候狀況下直升機會從停機坪滑行起飛，在這個警告生效期間，執行任務的直升機需要預先拖到室內機庫外面的空地。機組人員須從這個事前規劃的位置登機及起飛，借助安裝在建築物內的避雷設施，防止直升機在地面被雷電直接命中，藉此保障直升機及機上人員的安全。

直升機的主旋翼急速轉動，很快就達到了每分鐘 265 轉的正常轉速。龐大的身軀被一股無形的力量從下方緩緩托起，超級美洲豹左右輕微地搖擺了兩三下，便頭也不回地騰空而起，呼嘯着劃破灰暗的長空直衝雲霄。

打雷、閃電、強風和暴雨，都是極端惡劣的天氣。普通市民在這些日子連家都不願離開，駕駛者也不願把車子開到街上，以免招致人命和財物損失。然而，這些天氣狀況對於習慣了長期在險境中出生入死的 GFS 拯救隊員來説，都算不上甚麼稀奇的事物，更不足以讓直升機滯留在地上。畢竟，這是政府飛行服務隊在成立的第一天開始，就註定要面對的困境，也是要肩負的責任。

對物理學有深入認識的人或許知道，若直升機在空中被雷電直接擊中，由於它的表面佈滿良好的導電體，電流只會沿着外圍流過機身，對機內乘客並不構成危險，最壞的情況只會在機身留下細小的燒蝕洞口。與此相反，若直升機在雷暴中起飛時不幸被閃電命中，卻有較高的機會導致機內人員傷亡。慚愧的是，在 2003 年加入飛行服務隊之前，我對這些情況卻是一竅不通。當直升機順利騰空而起之後，壓在心中的那塊大石頭，頓時和地面的紅色警告燈一樣，被甩開得無影無蹤。

航程中我偶爾向窗外張望了幾次，雨已經悄無聲息地變小了，但雲卻壓得更低，一直降到頭頂之上。直升機一般是不進入雲層飛行的，因為在雲霧裏視線受阻，很容易發生意外，對飛行安全構成嚴重威脅。為

了避開雲層，機長把飛行高度從正常的 1,500 英尺降低到 400 英尺。直升機像剛脫離弓弩的箭，緊貼在水面百餘米之上向前疾飛。

頭上是一團團棉絮般廣闊無垠的灰白，腳下是一片片魚鱗狀一望無際的暗藍，超級美洲豹化作一隻孤單的海鳥被夾在中間，彷彿聽到前方同伴的呼喚，焦急地向着遠方海天相接的地方飛去。

若頭部受重擊

我的腦袋和雙手自起飛後就不曾歇息，眼睛無暇理會窗外的景象，很快就聚焦到身旁的急救袋。我不斷思索傷者可能出現的狀況，並籌劃相應的救治方案。失去了護士的協助，我必須預先作好更周詳的準備，因而比平常更認真細緻，避免在救治傷者時出現任何缺失，平白浪費寶貴的時間。在抵達事發現場之前，護頸套、打點滴的器材、生理鹽水、脈搏血氧儀（Pulse oximeter）、傷口處理用品，以至腎上腺素（Adrenaline）和嗎啡（Morphine）等藥物，均已準備就緒。機上所有電子醫療儀器和設備，我都逐一測試過運作性能，確保隨時可用。

「據報傷者頭部於兩、三小時前被繩纜擊中，現在神智不清，已被其他工友抬到漁船的前甲板。我們要找的是前甲板站滿人的那艘船。」坐在機艙中段的其中一名空勤員 J，以頭盔上的通話器回覆機長剛才的詢問。

J 是剛剛受訓完畢的新晉空勤員，昨天才正式執行了加入 GFS 之後的首次搜救任務。想不到事隔只有一天，就和我一樣碰上了人生的第一趟長程海上搜救行動。他略帶顫抖的聲線，無意間向機上所有隊員透露了內心的激動。

我們在控制中心的時候，大約了解傷者頭部遭到重創的消息。我在整個海上飛行途中，一直分析傷者可能出現的情況，也針對性地制定了不同的處理預案。

傷者頭部被硬物擊中，或會引致頭骨和面骨骨折，有可能造成頭顱內部出血現象，導致神智不清、昏迷，甚至抽搐等神經系統徵狀。面部骨折有機會引起軟組織腫脹或出血的情況，再加上腦部出血或會導致嘔吐，均會衍生呼吸道阻塞的風險，繼而造成窒息死亡的最嚴重後果。在接觸傷者後若發現任何一個問題，我已做好心理準備為他插入氣管內管，確保氣道暢通之外，亦可透過各種方式協助傷者呼吸。

　　至於其他潛在問題，我都曾在腦中一一推敲研究，心中也確定了在現場缺乏支援的情況下，最合理可行的處置方式。

　　須臾，數艘漁船出現在前方海面。另一位空勤員 V 不慌不忙地把機門拉開，半蹲在機艙的邊沿，以右手緊握把手，把頭從敞開的機門探出去向下瞭望。濕潤的空氣混合着密集的雨點，從外面直撲進來，吹得我難以睜開眼睛。我連忙把頭盔上的透明護目鏡翻了下來，讓自己得以再次睜開雙眼。

　　超級美洲豹如向獵物發起攻擊前的準備動作一樣減低了速度，緩慢地圍繞着漁船在低空盤旋，大家不用多久就以目視確認了肇事船隻。

　　「應該就是那艘，前甲板約有 10 個人，其中一個躺在甲板上。」V 向機長報告情況時，目光一直停留在那艘 50 餘尺長的內地木製漁船上。

　　在緊接下來的兩、三分鐘裏，頭盔的耳機不停傳出正機長和兩名空勤員的對話，密切討論着把傷者吊運上來的方案。

　　「我需要下去嗎？」在他們快要做出最後決定前，我終於按捺不住興奮的心情，脫口而出對着通話器提出了一直放在心中的問題。與其說這是一個問題，倒不如說是我向機長婉轉地提出的一個「要求」更為準確。我想像得到，在這個特殊的日子，特殊的個案，如果我沒有降落到漁船上協助拯救，將會在生命中留下一個無法彌補的遺憾。

「鍾醫生，你不要下去，那太危險了。船頭的甲板向上翹起，並不平坦。甲板上濺滿海水，十分濕滑。今天的天氣也不好，懸吊作業時容易受傷。機上只有你一位醫護人員，我們可不想失去你。」

耳機裏傳來的聲音，顯然並不是我心裏期望得到的回覆。雖然有點失望，但我明白機長對我的關心。飛行服務隊以安全作為最優先的考慮，醫療隊隊員在執行任務時，必須把私慾放下，絕對遵守紀律，服從經驗比我們豐富得多的正規人員指揮。

超級美洲豹一面如獵鷹般緊盯着海面上的漁船，一面張開翅膀優美地盤旋，在空中畫出一道又一道完美的弧線。海天之間迴響着發動機低沉的咆哮。

不知何時，J 已扛起紅色的急救背包，左手提着折疊式擔架牀，坐在敞開了大門的機艙邊沿。V 蹲在他的身旁，向他最後一次講述工作重點。無論直升機盤旋到哪裏，兩人的頭部都一直調整方向，從沒有偏離機下的目標。待一切就緒，J 就要離開機艙，在鋼索的承托下懸降到漁船之上。

直升機終於停止了盤旋，以穩定的速度向漁船靠近。我把目光從右面長方型的舷窗投射出去，目不轉睛地盯緊船頭的那羣人。

五米……三米……一米……

我看着直升機和漁船的距離逐漸拉近，直到漁船的蹤影從我的視線完全消失為止。我意識到直升機已懸停在前甲板十餘米的上空。

四片主旋翼高速轉動時產生的強烈下行渦流，把海水捲到空中，讓漁船籠罩在一柱水霧之中。J 從坐着的姿勢一躍而起，整個人一下子就被鋼索甩到了機艙外。海上的涼風帶着潮濕的空氣掠過他的面頰，他調整了一下護目鏡的位置，然後堅定地豎起右手大拇指，示意已準備就緒，可以開始懸降。V 隨即小心翼翼地操作着絞車，把 J 平穩地吊下去。

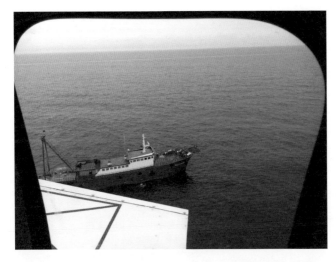

當日天氣極差，能見度底，最後在距離香港約 70 海浬的南中國海海域，搜救隊確認了肇事漁船。

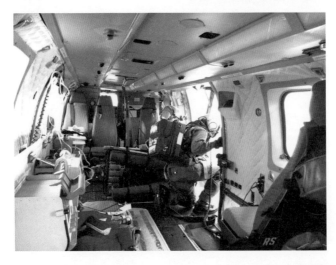

空勤員揹着急救袋，拿着擔架牀，坐到機艙側門，準備懸吊下降。

　　J 被吊在機身側門外一米處，上身套着紅黃色的 U 型套環。套環位於胸前的一個金屬扣，被鋼索末端的鐵鈎鈎着，鋼索的另一端連着機門上方的絞車吊機。這條懸吊用的鋼索，全長 245 英尺，最高可承受 600 磅的重量。他把雙腿用力緊貼在一起，然後曲起雙腿與上半身形成 90 度直角。在身體緩緩下降的時候，他開始把右臂很有規律地上下擺動起來。

不用十來秒，他已順利降落前甲板，並且立刻甩掉套在胸前的 U 型套環。V 在機上把這一切看在眼裏，馬上示意機長把直升機飛離漁船上空。

由於之前有關傷者的情況資訊極為含糊，J 下船以後，我就一直豎起耳朵傾聽，希望他及早透過對話器發回確實的傷勢報告，以便調整救治的策略。

一分鐘……兩分鐘……海上的時間似乎比陸地慢得多。

「傷者是名中國籍男性，30 歲左右，約 3 小時前被繫船錨的繩索擊中，表面沒有明顯傷痕，現在神智不清。我已經把他安置在擔架牀上，隨時可以吊返直升機。」

過了十來分鐘，耳機終於傳回了 J 既沉着又果斷的聲音。

J 的通報內容與早前收到的訊息，明顯有極大出入，這是在搜救任務中經常遇到的狀況。畢竟，透過間接的通訊方式難以獲得完全準確的消息。空勤員在現場評估態勢後收集的第一手資料，顯然更具參考價值和實際作用。

多年的急症室工作經驗和直覺告訴我，傷者應該沒有遭受嚴重的頭部創傷。這總算讓我鬆了一口氣，但從另一個角度來説，也意味着之前計劃的預案，極有可能完全沒有用武之地。而且，他雖然沒有嚴重的頭部創傷，但據 J 所言，現時神智不清，顯然有另外一些暫時沒法預料得到的危急狀況。這必須由我親自評估傷者的情況後，才能得到正確的答案。

超級美洲豹馬上鼓足了勁，在空中再盤旋了一、兩個圈後，開始重新靠近目標船隻，並穩定地懸停在前甲板上空。漁船附近的海面，隨即再度揚起漫天飛雪。

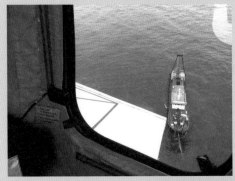

空勤員安全降落漁船後，直升機在漁船上空不斷盤旋。

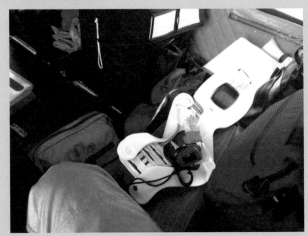

傷者被吊運到機上之前，飛行醫生已經準備妥當所需的醫療儀器和用品。

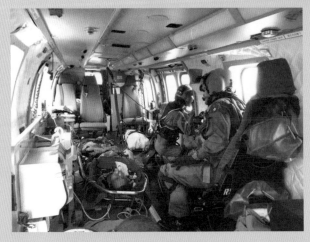

返航途中，傷者被安置在緊急醫療系統的平台上接受監察和治療。

血壓低、腹痛、半昏迷

只需兩、三分鐘，J 和橫臥在他胸前擔架牀上的傷者，已出現在機門之外，傷者的脖子已經戴上了護頸套。V 先用力把擔架牀拉進機艙，J 跟着機敏地踏了進來。V 馬上把側門關上，二人合力把傷者移到機身中部，固定到緊急醫療系統的平台位置。

我立刻摘下繫在腹部前方的安全扣，甩掉身上的安全帶，從後排座椅飛快地撲向傷者。在局促狹小的艙室之內，我本能地在傷者右側以單膝跪下，弓起腰來立即開始搶救工作。我首先為他戴上氧氣面罩，又急不及待地在他右臂上纏上血壓計的軟套。傷者蒼白無力，皮膚冰冷，陷於半昏迷狀態。電子醫療儀器熒光幕上首次出現的血壓讀數，顯示傷者的血壓極低。

院前救援受到諸多因素制約，難以準確辨認出傷者身上所有傷患，亦無法給予徹底的治療。因此院前急救的主要目標，是儘快找出對傷者生命和肢體功能構成即時威脅的問題，設法加以糾正和紓緩，並及早趕回擁有完善救護設備的醫院，進行詳細的診斷和治療。簡而言之，就是先保住性命，回到醫院後再從長計議。要保住性命，就必須先確保氣道（Airway）、呼吸（Breathing）和循環系統（Circulation）三方面的安全和穩定。對這三方面的治理就是急症醫學中的「急救 ABC」，是急救中最重要的環節，也是必須優先處理的部分。

「你甚麼地方不舒服？」我一面把頭靠到他的耳邊發問，一面把三根手指按在他的手腕橈動脈，檢查脈搏的強弱和規律。

直升機艙因頂上主旋翼轉動時產生的噪音而嘈雜不堪，機組人員尚有頭盔通話器和耳機作通訊，傷者卻沒有這些設備。因此，在機艙內與傷者對話，即使用盡喉嚨的力量，仍然極不能溝通順暢。

「我的肚子很痛。」他有氣無力地回答。平常只需一秒鐘說完的話，他用上了五、六秒的時間。

當他說着他那句艱難的句子，我的手指頭已感受到橈動脈的跳動極為微弱。一個成年男子的正常脈動，應該比此刻的強得多。綜合傷者較正常低得多的血壓、微弱的橈動脈跳動和不太清醒的意識，我立刻判斷他正處於低血容量性休克（Hypovolaemic shock）的狀態。顯然，他的循環系統出現了嚴重的問題。

「你的胸口痛嗎？」我追問。

「不痛。」他艱難地回答我的問題。

「呼吸困難嗎？」我嘗試透過最簡單的提問，用來評估他的呼吸情況。

「沒有。」

套在食指頭的脈搏血氧儀顯示着「96%」這個數字，那是正常範圍內的讀數。

三言兩語的對答之後，我已知道他的氣道和呼吸系統大致正常，不需多費額外的精力處理。

我拿過早已預備的靜脈留置針，在他的右手背位置熟練地設置好靜脈通道，並連接上先前備妥的生理鹽水瓶。

「你有頭痛嗎？」我把鹽水瓶掛在緊急醫療系統的鐵扣上，立刻回過頭來，繼續餘下的傷勢評估。

「脖子痛嗎？」

「盆骨痛嗎？」

「背部痛嗎？」

我用最簡單的發問方式，以手勢作輔助，逐一查詢傷者各部位的情況。這是無可奈何的辦法，因為話說得長也不管用，大家都沒法聽得清楚。在直升機上跟病人說話，必須簡而清。

問診過後，我開始為他作身體檢查。先用手按壓胸部，然後是腹部檢查，再沿着同一方向往下移，檢查盆骨有否碎裂的跡象。然後半蹲着回到傷者頭部附近，檢查頭皮的傷勢、瞳孔對光線的反應、四肢的活動能力，以及脖子對按壓的痛楚反應等。最後是從頭到腳用眼睛掃視一次，看有沒有遺漏了甚麼重要的傷患。

　　只用了兩、三分鐘左右的時間，我已完成了對傷者的評估。雖然機上醫療器材極端匱乏，缺少 X 光、超聲波及 CT 等診斷儀器，甚至因噪音太大連聽筒都用不上，但憑着細緻的臨床檢查，基本斷定傷者只有單純的腹部受傷，造成腹腔內部出血，並導致休克。他身體的其他部位，幸運地完好無損。一如所料，頭部沒有任何嚴重創傷。基於對傷勢的準確掌握，我決定以快速輸液法提升傷者血壓，並透過靜脈注射嗎啡為其止痛。

　　回程的時間比去程似乎過得要快很多。由於機艙低矮得連站直起來走路都會碰頭，所以移動時比較吃力，所有醫療程序都得蹲下來幹，以至任何一件簡單的工作，都要花上比醫院長兩、三倍的時間，也要花上兩、三倍的精力。當我一邊擦着從額角滴下來的汗珠，一邊收拾用過的醫療用品時，眼角才意外地察覺，港島中區的摩天大樓已無聲無息地出現在右邊機身的舷窗之外。

　　「東區醫院詢問傷者現時的情況。」耳機傳來一直以雙膝跪在一旁協助的 V 的話語。

　　「傷者腹部嚴重受傷，有腹腔出血（Haemoperitoneum）現象，其他一切正常，情況已初步受到控制。」我決斷地向着通話器回答。

　　從意外海域回航約 30 分鐘後，超級美洲豹翻越了最後的一個山峰，隨即急速下降，平穩地降落在東區醫院主大樓頂層停機坪。我們和在頂層守候的醫護人員一起，以專用的升降機把傷者送抵地面的急症室時，他的情況已大為改善，血壓也穩定下來，而且完全恢復了正常意識。

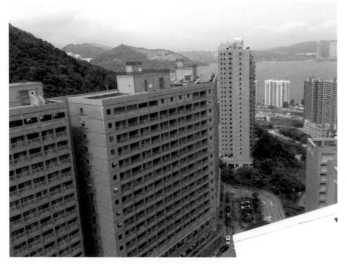

準備在東區醫院降落。

在返回飛行服務隊總部的航程中，雨已經完全停了，雲也白了，天空出現了大片的蔚藍。望着窗外明媚的風光，我深知 J 和我的心裏，都有着一幅與天空一樣顏色的圖畫。

困難與磨練

我一向認為，這個世界沒有英雄，因為所有被視為英雄的都只不過是平凡人。只是當這些平凡人遇到別人眼中危險的處境，而大部分人猶豫卻步的時侯，他們卻選擇了挺身而出，為了素未謀面的陌生人甘願冒上自己的生命危險而已。

當天負責懸降到船上的空勤員 J，是位樣貌俊俏得讓人心動的帥哥。他在不久前才完成了 GFS 的搜救訓練，並通過了考核，獲得在直升機上執行白天搜救任務的資格。前一天，他才真正進行了人生的第一次搜救工作。到了第二天，他就得面對首次長程海上救援任務的考驗。在遙遠的陌生海域，於惡劣的氣象條件下，懸降到航行中的漁船上單獨處理受傷人士，這比在陸地上幹同樣的活困難得多，也危險得多。J 抵住了壓

力，以良好的心理質素和堅實的技術成功完成了任務，在實戰中得到了寶貴的磨練機會。

由於我們一同執行了這個對於我們二人來説都擁有多重歷史性意義的長程搜救任務，我和 J 從此建立了深厚的友誼。在那一片遠離本港的海域，天氣極不穩定，當時只有我們一隊人員前往搜救。那一架深灰色的超級美洲豹之內，只有寥寥可數的五個人，嚴重缺乏支援。我和 J 都遭遇了多種人生首次碰到的嚴苛境況，都承受了多種人生首次面對的艱鉅考驗。我們都感到緊張但沒有逃避，擔心卻沒有退縮，而是以各自的專長沉着應戰，互相協同，最終成功完成了任務，拯救了傷者。這些場面，並沒有太多人能夠親身經歷，由此而產生的強烈感情維繫，也絕非每一個人都可以理解。有機會和 J 經歷了這次難忘的旅程，足以讓我引以為榮。每次回想起來，都必定為那天一同赴湯蹈火的英雄，深懷感激和驕傲。

GFS 的輔助空中醫療隊，自 2000 年成立以來，一直秉承着「把急症室帶到病人身邊」的理念，隨時候命。哪裏有危險，哪裏就有 GFS。救死扶傷的使命，無遠弗屆。

不懼入死，只怕出生

　　一本書裏講述的故事，大部分都依循事件發生的先後次序，沿着錯綜複雜的情節之間的主要發展脈絡，由最先發生的事情逐一鋪排承接下去。但以下這一個故事，卻和通常的情況有明顯的差異，間接說明了它在我記憶之中擁有的特殊分量。

　　以時間線來說，這個故事和上篇南中國海上空救援事件在同日發生，此故事更發生在前，但由於遠程搜救任務在我生命中具有非凡的意義，也是我在 15 年的飛行醫生役齡中曾面對最嚴峻的一次挑戰，所以無法抗拒事隔多年依然雀躍如初的心情，必須先把它說完。即便如此，並不意味着我將要訴說的這個故事毫不重要。與此相反，它也創造了我在飛行服務隊裏的另一個第一次。雖然論轟烈震撼程度，它與上一項搜救任務完全無法相比，卻也總算在我心中佔據了一個標誌性的位置。

　　可以這樣說，接下來的這個行動，就是南中國海遠程搜救任務的前傳。

　　2015 年 9 月上旬的那一天，天氣依然是一樣的糟糕，驅車上班時的心情同樣沉重。寶馬轎車在越過橫跨海面數十米之上的青馬大橋時，四周被越下越大的雨和越來越濃的霧籠罩。我坐在駕駛座緊握着方向盤，汽車像利箭一樣刺穿擋在前方的潮濕空氣，那刻有恍如騰雲駕霧般的感覺。過橋後，隨即跑上了青嶼幹線快速公路。這段最高速度限制為時速 110 公里的公路，是本港其中一條行車速度最快的路段。對於喜愛追求刺激的我而言，平常絕對不會開得慢過最高速度上限。但那一天，由於路面濕滑，視線模糊，我也有些猶疑，不敢像往常一樣用盡力氣踩下油門，只能勉強以 100 公里的低速，向着位於香港國際機場跑道末端左側

的政府飛行服務隊總部移動。

能夠被挑選為飛行服務隊的空中醫療隊成員，無論醫生或護士，顯然全都不是好逸惡勞的人。我們平均一年只有 9 至 12 次當值的日子，所以每次執勤都希望有所作為，甚至暗自祈求越忙越好，不願平白浪費了寶貴的機會。但這一天卻十分例外，我心裏暗忖，即使在這種氣候狀況整天「吃白果」，或許也是上天一種不錯的眷顧。

對於「天地不仁」這個詞語的意思，我在完成當天的所有工作後，總算重新有了深刻的認識。這一天隊員和我不但要重複升空和着陸，而且執行的任務數目，絕對不比平常少。雖然事與願違，但這一天九小時的工作，對我卻極具教育意義，使我切身體會到政府飛行服務隊「隨時候命」的格言，並不是矯揉造作的口號，而是千真萬確的使命與承諾。能成就這種事業，絕對是團隊裏每一位成員同心協力之下的成果。

回到總部，換過制服，整理好被風雨沾濕吹散的頭髮和衣履，接着便免不了一頓日常雜務。審查危險藥物的數量、執拾急救袋內的醫療用品、檢查救生衣上的安全設備、測試頭盔通話器的功能、調試直升機上緊急醫療系統中各類儀器的運作情況等等的準備工作，一幹就得花上大半個小時。這些工作都是每次執勤時，醫生、護士必須首先共同處理的項目。

執拾妥當，吃過早餐，第一個任務警報就隨之響起，提早宣佈我那不設實際的幻想已告破滅。從聲音的長短和節奏分析，這是一道空中救護服務的警笛。走進飛行指揮及控制中心的大門時，頭頂上的燈箱正亮着這項任務的橙色信號。

空中救護服務是空中醫療隊兩項主要任務之中，相對簡單的一種。我們的工作只是到各個離島上的醫院、診所或監獄，把病情較嚴重的患者護送到市區設備齊全的醫院，接受更妥善的治療。由於需要轉送服務的病人在接觸我們之前，一定曾接受當地醫護人員的檢查和治理，所以情況相對穩定。另一方面，香港面積狹小，直升機從任何一個離島轉運

病人到市區的飛行時間，一般只有十餘分鐘。可想而知，飛行醫生和護士在航程中的工作並不太多。因此，若與搜索與拯救任務比較，這項任務的挑戰性自然不會太高，危險性也相對較低。

在過去的十多個年頭，我曾執行的空中救護服務只有一件能算是危急，其餘的都是一些無驚無險的例行工作。在得知要執行這種任務時，控制中心窗外的雷聲和閃電此起彼落，但我絕非一個缺乏膽量和勇氣的人，內心依然沒有多大的波動。但當空中交通管制員稍後向大家說明這次行動的目的，是要到長洲同時接送一名胸口不適的老翁及一名腹痛的孕婦，我的心臟才開始懂得撲通撲通地急跳起來。

院外接生的慘痛記憶

我的腦海中馬上浮現起多年前某次在急症室當夜班時，令人難以置信的一幕。那是午夜時分，一輛吉普車突如其來地疾馳到急症室前，在大門外禁止落客區的黃格內停下。車上坐着一名白人產婦和她的外籍丈夫，惟孕婦在臨盆的劇痛中堅拒下車。那時夜幕已深，急症室內沒有其他醫生。我被婦人的丈夫半推半拉地帶到車旁，立即被眼前的景象愣住，半晌不能言語。匆匆了解事情始末之後，我迫於無奈，只好硬着頭皮隻身鑽進吉普車內，爬到她胯下協助分娩。比獨個兒在車上接生更令我不安的是，在整個過程中，我被四周無數對焦急和驚愕的眼睛監察着一舉一動。這是醫生在進行急救時，最不願意遭遇的事情。

當上醫生後的十餘個寒暑，我曾在急症室為超過 20 名臨盆的孕婦接生，是該部門接生經驗最多的一位醫生。當年內地雙非孕婦衝擊急症室的情況嚴重，資深急症科醫生經常要一人分飾婦產科和兒科醫生兩角，在最緊急的情況下憑藉高超的臨床技術，克盡己任維護母子二人安全。我在那段歲月身受其害，經常要在急症室親自見證嬰孩的誕生。同事聽聞我處理接生的個案越來越多，在遇到急症室產子的病症時，都以我實戰經驗豐富為由，借故把病人推給我。體驗了「身經百戰」的無奈之後，

竟意外使我的接生技術漸臻純熟，成就了一副讓我頗為驕傲的身手。

能順利協助嬰兒出生，本來是一件讓所有醫護人員都喜悅雀躍的事，但那個深夜發生的諸多戲劇性事件，卻在我腦袋中留下極為清晰的慘痛記憶，以致我對在醫院以外進行緊急分娩，產生了避之則吉的心理陰影。

自那次吉普車事件後，每當想起在醫院以外接生都猶有餘悸。相信這種反應絕非我個人的專利，而是所有急症室醫生埋藏在心底裏的共同夢魘，更莫說除婦產科以外的其他各科醫生了，只是他們都不會公開地宣諸於口而已。

雖然急症室醫生接受過正常情況下的接生訓練，但畢竟欠缺婦產科醫生全面的技術與經驗，所以我們可以處理大部分正常情況下的分娩，但當遇到如胎兒臀部先露（Breech presentation）、臍帶脫垂（Cord prolapse）等危急情況時，若缺乏婦產科醫生的現場支援，確實難以獨力解決複雜的產科問題。這就大大增加了難產的風險，也難以保障母子雙方的生命安全。急症科醫生都有自知之明，清楚了解自己在處理產科急症上的局限性。不幸的是，政府飛行服務隊的飛行醫生，絕大部分是急症科醫生，卻一名婦產科醫生都沒有。

當我的耳朵接收到 A 級的轉運請求，要到長洲護送這名分娩中的孕婦先到灣仔，再由救護車轉送到港島區的相關醫院時，那種不寒而慄的感覺有如本能反應一般即時湧上心頭。我進了輔助空中醫療隊已經 12 年，在這個飛行指揮及控制中心之內，曾經接到過形形色色的任務。病人有早已失去心跳的，有需要在三號風球中吊落海上巨輪治理的，有在懸崖峭壁上搜救的，卻從沒有一次令我在還未離開控制中心的房間，就已經如那吉普車事件一樣緊張和震慄。雖然我在急症室曾為超過 20 名孕婦接生，但在直升機上護送孕婦還是頭一遭。我連那次在急症室大門外的接生個案，都視為一個揮之不去的夢魘，實在無法形容是次遠離醫院的任務，對我心理所構成的碾壓力度。

當時在場的所有機師和空勤員，可能由於品性率直、勇敢剛毅，所以毫不察覺我竭力隱藏起來的恐懼。如果被他們之中的任何一位發覺了事實的真相，不知道他們會否體諒我的軟弱，又會否動搖與我一同出動的信心？

掌握孕婦的現況

所謂「分娩中的孕婦」這個說法，對一般人而言，已能指出某種特定的狀況，但對醫生來說卻十分籠統模糊，無法單憑這種片面的資料，作出具體的準備工作。為了掌握更準確的狀況，我撥通了長洲醫院的電話。

「我是飛行服務隊飛行醫生鍾醫生，請問那名孕婦現時的情況如何？」我斬釘截鐵地向電話另一端的護士發問。

直接致電提出轉運要求的醫療機構，以了解病人更詳細的資料，是飛行醫生和護士在執行空中救護服務之前常做的一件事。

「孕婦現在的情況穩定，維生指數正常。」長洲醫院的護士說。

「這是她的第幾胎？」我繼續問。

「G2P1A0」護士給出了精簡的專業答案。

那組密碼一般的數字，代表這是孕婦的第二胎，她已生育過一名孩子，以前沒有任何流產紀錄。這並非小說中高深莫測的達文西密碼，而是產科最基本的表達方式。這組簡單的數字，已包含了很多重要的訊息。其中很重要的一點是，以自然方式生育得越多的婦女，分娩的時間就越快，留給醫生準備的時間也就越短。

「她的 EDC 在甚麼時候？」我說話的速度已向對方清楚表達了我的鍥而不捨。

EDC 是預產期的英文簡稱。這個日期可以讓我計算胎兒的週數，從

而預測發育的成熟程度。我可不想在空中接生一名早產的嬰兒，因為早產嬰兒需要的醫療支援，比足月的嬰兒要多得多，直升機上難以完全提供所需的服務。

「她現時懷孕 38 週另加三天。」對方沒有回答我的問題，而是直接把週數說了出來。

幸好胎兒已經足月，未至於讓情況雪上加霜。

「是一個胎還是雙胞胎？」這是另一個我極為關心的問題。

雙胞胎的分娩較正常的複雜得多，也有較高的危險性，所以雙胞胎的分娩在香港一般是以剖腹方式完成的。我可不希望在高空中遇到這樣的一種情況。況且，從半空到醫院手術室之間，畢竟還有一段很遠的路程。

「她是一個胎的。」護士似乎也明白我的擔憂，很快就給出一個我期待的答案。

「產前檢查一切順利嗎？」

「一切順利，沒有甚麼嚴重疾病和併發症。」

慶幸我得到的答案，全是可以幫助紓緩壓力的。窗外原本烏雲密佈的天空，在我聽到了護士的回覆後，厚厚的雲層彷彿露出了一束陽光。

「她甚麼時候開始陣痛？現在多久痛一次？」我希望自己不會顯得太咄咄逼人。畢竟，我沒有半點為難她的動機。

我開始詢問一些技術性的問題，用以評估孕婦在機上誕下孩子的可能性。如果機會是頗高的話，我寧願建議飛行服務隊把召喚類別由 A 級提升為最高級別的 A+ 級，把孕婦直接送往東區醫院頂層停機坪，縮短送院的交通時間，避免嬰孩在抵達醫院之前就被生下來。

「她大約今早 9 時半開始腹痛，到現時仍不是十分有規律，每次都只是持續半分鐘左右。」電話線另一邊的護士顯然比我通情達理，對我的步步進逼毫無怨言。

「有沒有穿羊水、見紅的現象？」

「沒有。」

問過幾條重要的問題，大體上弄清了狀況，我便放下了話筒。根據這些資料，估計孕婦還有一段時間才可以誕下嬰兒，所以決定按照原來的計劃行事。然而，飛行途中會否另生枝節，就誰也不能說得準。

大約 10 分鐘之後，深灰色的超級美洲豹中型運輸直升機已經加滿了燃油，在停機坪上早早做好了起飛的準備，正焦急地等待把剛坐在機艙最後排的飛行護士和我一起送上半空。

我的手上比平常多了一個淺黃色的長方形塑膠盒，裏面放滿了緊急分娩用的醫療工具。這個黃色塑膠盒平常是不用帶上直升機的，只有在運送孕婦時才用得上。直升機上環境狹小，缺乏醫療儀器和人手協助分娩，更完全沒有為初生嬰兒急救的設施，就連嬰兒保溫箱也欠奉。因此，

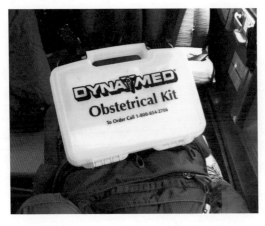

護送孕婦時需要額外帶上淺黃色的接生工具盒。

在機上接生可以説是所有飛行醫生和護士的惡夢。我的手上只有這個便攜式接生工具盒，而這個塑膠盒子就是我可以依靠的全部家當。

假如在機上分娩

當超級美洲豹背上四片沉重的旋翼隨着發動機的轟鳴越轉越用力，它的三組機輪也開始緩緩地離開地面。我坐在機艙後排左面毗鄰窗子的座位，心裏從沒像這次一樣忐忑不安。比起窗外雷雨交加的天氣，我感到將要面對的狀況或許更險峻，然而我沒有退縮的權利。當然，我的生命沒有半點危險，我的焦慮全在於一份落在我身上的責任。我和同行的飛行護士面對的不只是孕婦的生命，還要肩負起對她腹中塊肉的健康責任。但在直升機艙那個局促的空間，誰也説不準會遇到甚麼意想不到的情況，誰也説不清會產生甚麼不幸的結局。在飛行途中，我唯一可以做的，只是不斷在腦海重溫，分娩時母子二人可能遇到的各種危急狀況，並在心中反覆排練相應的處理方法，冀望藉此以最佳的狀態應對突如其來的挑戰。

1　先為孕婦建立靜脈注射管道。

2　指導她在感到子宮收縮的陣痛時持續呼氣，陣痛過後就回復正常呼吸。

3　當嬰兒頭部快將出來時，在會陰的左後方注射麻醉藥物，然後適時以剪刀進行會陰側切小手術（Episiotomy）。

4　以紗布按在會陰側切的傷口上，防止過量失血。

5　以手掌支撐着陰部出口，以防嬰兒頭部滑出來的時候撕裂外陰。

6　以另一隻手掌協助嬰孩頭部出來。

7　……

我把分娩的正常醫療程序，在腦海中依次序逐一排列出來，並牢記在心上。

窗外下着密密麻麻的雨，把美洲豹腳下的山嶺、樹林和海面抹成灰濛濛一片。主旋翼上的一團團烏雲，瀰漫在山谷之間，把山峰的頂端收藏起來。直升機為了避免進入雲層而影響視線，所以最大程度地降低了飛行高度，被同樣奪去了生氣的海面和雲層夾在中間，孤零零地向東北面的長洲飛去。

　　從飛行服務隊總部飛往長洲的航程，一般不超過 10 分鐘。這段時間一轉眼就過去，空勤員在看到長洲東灣半月形的沙灘後，就把側門敞開，蹲在機門邊的位置監察地面情況。在他們的引導下，直升機平穩地降落在華威酒店對開的直升機坪。兩輛島上的小型救護車，早已在停機坪的鐵絲網外等候多時。

　　待頭頂上的主旋翼完全停止轉動後，我隨即拔走連接着頭盔和機上插座的通訊電線，彎着身提起那個沉重的醫療袋，從後座慢慢向側門移動。在一名空勤員的引領下，我和飛行護士步下直升機，然後步伐一致地向着停機坪的出口走過去。

　　兩輛救護車上的救護員在直升機降落後，開始從車上卸下兩名病人。看着被丈夫攙扶走下救護車的孕婦，我的心頓時平靜了下來。她的腹部

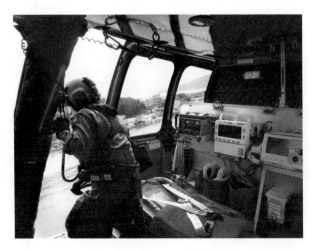

空勤員在降落前會敞開側門，在機門邊監察地面情況。

儘管已隆起得像座小山丘，但觀察她的神態和舉動，憑過往的經驗，料到她應該不會在短時間內生下小孩。我在心中快速盤算了一下，從長洲飛往灣仔同樣只需約 10 分鐘航程，足夠讓我應付自如，估計不需動用手中的黃色家當。

在停機坪外的小路上，我和飛行護士有條不紊地評估老翁和孕婦的狀況，既檢查了血液含氧量，也用手指觸摸了脈搏的強度。不多久我們就得出結論，兩人的情況都十分穩定，無需在現場施加任何額外的治療。

我向空勤員交代了情況，建議儘快協助二人登機。於是我們連同救護員一起，逐一把病人送往直升機旁，繼而安置在機上適當的位置，並扣上安全帶。空勤員關上側門後，隨即和機師透過頭盔通話器，按照預先編定的大綱核對每一道起飛前的檢查程序。

超級美洲豹冒着寒雨再度起飛，飛越長洲與香港島之間的寬闊海面，向着港島西區薄扶林的方向直奔。到了招商局碼頭對開的海面，直升機稍為向右轉向，沿着維多利亞港上空，由西至東飛往香港的心臟地帶。

數分鐘後，直升機在雨中徐徐降落在灣仔金紫荊廣場側漆有「H」字樣的停機坪，然後慢慢滑行到停泊的區域。結果證明我的估算是正確的，孕婦在機組人員的幫助下安然離開機艙，步上早已到達待命的救護車。

這宗任務到此完滿結束，我和飛行護士才真正的鬆了一口氣。即使身上的制服早已濕透，但我們仍懷着愉快的心情再次升空，穿梭在雲霧之間返航。

平常我在急症室工作時，經常接收到從長洲或其他離島轉送過來的孕婦。她們當中不少人是在清晨或半夜送過來的。在執行這個任務之前，我從沒對這些個案有過任何特殊的感覺。在醫院為這些孕婦接生，不管白天或黑夜，對我來說都沒有多大的分別，但在這次有驚無險的經歷之後，我對這些孕婦轉運服務有了新的體會。那天，我在飛行護士的協助

下都差點慌張得手忙腳亂，而在沒有飛行醫生和護士當值的晚間時段，這類轉運服務衍生的巨大壓力，全都落在空勤員一個人的肩上。

在茫茫大海之上，四周漆黑一片，直升機像離弦之箭般飛馳。機艙裏除了一名空勤員之外，別無他人。他就像天使一樣，沒有退縮的權利，只有承諾的責任，分秒都盡心竭力地守護着母子二人的安全。

為了向政府飛行服務隊所有空勤員表達崇高的敬意，我藉着故事的結尾，向他們肅立致敬。

直升機降落前，救護車和救護員大多已經在等候，準備與空勤員作病人交接。

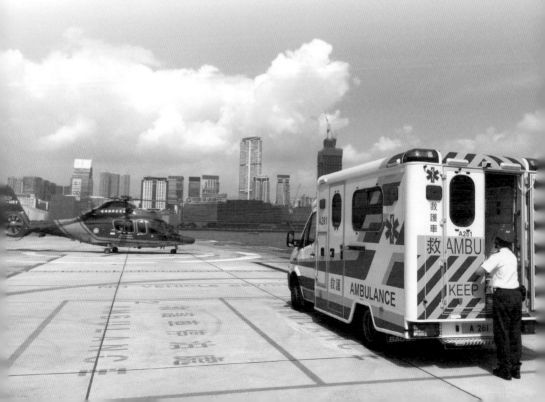

空勤員返回直升機，從鬧市準備回航。

持續不斷的警報聲

「鍾醫生，病人現在的情況是否很嚴重？是否一定要直接送到東區醫院？直升機剛出現了機件故障，可能需要緊急着陸。」

數十秒前，EC155 B1 海豚直升機艙內的警報器在毫無預兆的情況下，突然響起既短促又刺耳的警號，本來沉浸在輕鬆氣氛中的四名機組人員，瞬間因為突如其來的危險氣息而坐立不安起來。

橫臥在我面前的抬牀上的那名傷者，似乎仍未立刻摸得透我們面對的狀況，對我們的焦急或許覺得太大驚小怪，所以仍舊緊閉眼睛，繼續享受着大概是他人生第一次的直升機旅程。

坐在鄰座的空勤主任顯然訓練有素，馬上從大腿正面的褲子口袋中取出應急程序手冊，眼睛緊盯着上面寫得密密麻麻的指令，依照程序逐字逐句向機師讀出相應的危機處理守則。一時間，頭盔上的耳筒傳出了空勤員和兩名機師之間，此起彼落卻又有條不紊的對話。身處相同的境地，置身同樣的困局，我從空勤主任臉上觀察到的鎮定自若，與我內心不敢告人的急忙慌亂，形成了強烈的反差。這種天淵之別除了讓我心中有愧之外，竟意外地增強了我的安全感。我有信心可以把自己交託給其他三位機組人員，他們的專業知識、技能和經驗，是我最有力的依靠。天地之間，在那一霎那，唯有他們，才能讓我有機會逃出生天。

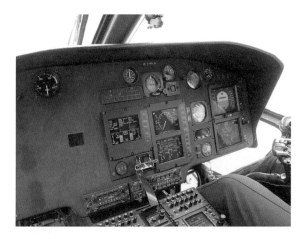

海豚直升機駕駛艙

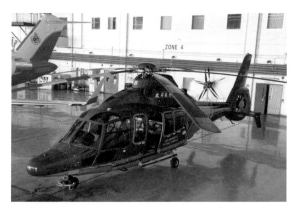

直升機主旋翼每分鐘的轉速高
達 350 轉。

需要緊急迫降？

　　我在過去服役的這麼多年月裏，從未遇到這種狀況。雖然從警報聲
和機組人員對答的語氣中，隱約猜到這是十分危急的狀態，而且對機師
在回應中曾提及過的「engine failure」（發動機故障）這個字眼，尤為敏
感，但我對該如何解決危機可説是一片茫然。發動機故障意味着直升機
在空中失去動力，或有摔下去的危險，也預示了我們有極大的機會要進

行緊急迫降。面對驟然而至的意外，我唯一可以做的，只能把在多年訓練裏學到的知識，立刻在腦海中重溫一次，並把直升機若不幸掉到海裏，該如何從水下安全逃離直升機艙的程序，在心中反覆琢磨起來。

三名政府飛行服務隊機組人員的對話突然戛然而止，我的耳朵隨即接收到故事開頭的那一條問題。我已經記不清楚是由哪一位機師提出的查詢，但我能確定頭盔上的耳機，剎那間已把他話裏包含的危機色彩擴大了數倍。這條問題從那一刻起，就一直深刻地記在我的心裏，相信在此生餘下的時間也肯定揮之不去。這是我在 15 年飛行醫生生涯裏首次被問及的問題，而且我在問題的含意中不難意識得到，機上所有人的性命或多或少都掌握在我的手裏。坦率地說，這是我一生人被問過最重要的一條問題，我在心中隱約感受到這條問題的重量，也深知我的決定責任重大。

「傷者的情況穩定，沒有即時生命危險。我們可以儘快降落，由救護車把他送往醫院。」我把病人的受傷情況重新分析了一遍之後，便本能反應般作出了最明智的決定。我隨即向貼在嘴邊的通話器，吐出了大腦中那個最直截了當的答案。

青竹蛇咬傷個案

大約 20 分鐘之前，我們乘坐的那架海豚直升機降落在坪洲的直升機坪。機身上方的主旋翼停止轉動後，我和空勤主任從側門離開機艙，快步走向在停機坪外等候多時的救護車。我們接到的是一宗 A+ 級別的空中救護服務，負責把一名在島上工作期間不幸被青竹蛇咬傷的建築工人，送往東區尤德醫院接受治療。

我和空勤主任直接走往救護車的後門，站在那裏往車廂內觀察傷者的情況。離島的救護車體型細小，難以容納太多人。傷者躺在車廂內的抬牀上，神智清醒，狀態良好，血壓和心跳等重要的維生指數均屬正常，

只是看上去有點擔心而已。

我輕輕地抬起他的右手，只見右手中指近手掌的位置，有兩處明顯的牙齒印。這是典型被毒蛇咬傷的痕跡。右手中指有明顯的瘀痕和腫脹，這與被青竹蛇咬傷所造成的傷勢是吻合的。

迅速評估病人的情況後，我便示意空勤主任和救護員把傷者送上直升機。把傷者固定在直升機的抬牀之後，海豚的主旋翼便開始慢慢轉動。當到達每分鐘 350 轉的正常轉速，它的三組機輪像失去了重量一般，輕盈地抬起離開地面，不消多久就把機上的五人送上了天空。

辨別毒蛇與傷勢

蛇可被分為毒蛇（venomous snake）和非毒蛇（nonvenomous snake）兩大類。毒蛇以生物學上的分類方法可被分為四個科：蝰蛇科（Viperidae）、眼鏡蛇科（Elapidae）、游蛇科（Colubridae）及海蛇科（Hydrophiidae）。當中海蛇科的屬羣含有劇毒，但慶幸牠們主要在海中生活，人類甚少有機會為海蛇所傷，因此在臨床上極為罕見。

本港每年約有 100 宗蛇咬病例，大部分患者均於公立醫院的急症室接受治理。由於工作上的需要，急症科醫生對毒蛇及一般蛇咬的處理，比其他各科醫生都有更深入的認識，治理各種毒蛇引致的不同中毒現象，亦因而成為了急症科專科醫生的其中一項專長。我本身是一名急症科專科醫生，平時也經常接獲在離島被毒蛇咬傷後，由飛行服務隊轉送到醫院的傷者，對救治這類病人一點兒也不感到陌生。只不過這是我在飛行服務隊工作十多年來，第一次親身護送這類人士而已。

判斷被蛇咬人士是否被毒蛇所傷，是診治過程中最初步、但亦極為重要的一環。辨認本港的毒蛇並不十分困難。除海蛇外，陸居的毒蛇頭部一般呈三角形，腮部由於擁有儲存毒液的毒囊，所以顯得格外腫脹。另外，毒蛇其中一個最容易被辨別出來的特徵，是上顎長有一對尖銳細

長的毒牙。毒蛇在傷者皮膚上造成的傷口，常會留下兩個以毒牙咬出來的明顯小洞，有別於由非毒蛇造成的兩排細小而對稱的牙齒痕跡。

在本港範圍內棲息繁衍的毒蛇之中，最常見、且最常咬人的屬於蝰蛇科的青竹蛇（Bamboo snake）。牠混身翠綠，只有尾部略呈褐紅色，有別於全身翠綠而無毒的翠竹蛇（Greater green snake），這是最容易辨別的表面特徵。青竹蛇的毒液（Venom）能破壞人體凝血功能而導致嚴重出血，並且引起傷口附近軟組織的嚴重損傷。由本港其他常見毒蛇咬傷所造成的傷勢，軟組織的損傷並不十分明顯。相反，被青竹蛇咬傷，可造成傷口附近廣泛的軟組織傷害，隨着時間的推移出現明顯的瘀痕、腫脹、壞死及潰瘍等狀況。被咬的肢體甚或因為腫脹得太厲害而影響血液流通，最終產生「腔室症候羣」（Compartment syndrome），導致整條肢體也保不住。凝血功能的喪失也可造成致命的出血現象，近年本港因青竹蛇咬傷而致命的個案，也是由於腦部出血而導致的。憑着這些明顯的軟組織受傷及出血現象，即使最初未能辨別出毒蛇的種類，經驗豐富的急症科醫生都能辨認出蛇咬的元兇。

被毒蛇所傷不一定會出現中毒現象，因為毒蛇不是在每一次襲擊中都從毒牙排出毒液。若毒蛇沒有釋放毒液，傷者只會在被咬的身體部分出現局部的輕微病徵，不會出現持續惡化，或波及全身的整體性症狀。因此，急症科醫生除了要設法搞清楚元兇的種類，更重要的是根據病人的臨床中毒反應類型，判斷病徵是否與被鎖定毒蛇的毒性吻合，從而決定最終的治療方案。

衡量病情與機上安全

當直升機由西至東飛越維多利亞港的上空時，我突然被迫作出人生中最重要的一個抉擇。雖然我的心在那一刻撲通撲通地跳，但幸運地我仍能保持足夠的理智。雖然病人的情況頗為危險，但根據過往經驗，我也能清晰地預料，要出現那些由青竹蛇蛇毒引致的嚴重情況，需要數小

時或更長的時間，病人不會因為緊急降落而受到嚴重的影響。相反，我們若不立刻着陸，可能在數分鐘之後就出現無法挽救的悲劇。當然，我亦意識到機長的詢問可能只是出於禮貌上的考慮。

事後回想起來，我認為這個在幾秒鐘之內作出的決定，是十分理智的，也是當時唯一及正確的選擇。安全永遠是飛行服務隊最首要的考慮因素。如果連拯救人員自己都遇到不測，不但無法拯救別人，更會把自己變成受害者，成為別人的負累。

「收到！」耳筒裏幾乎同一時間傳回了機師的確認訊息。我知道我的話已經準確無誤地傳遞給各人了，不禁鬆了一口氣。

身形小巧玲瓏的海豚直升機隨即緩緩地轉向，並逐漸降低飛行高度。從右面的艙窗望去，直升機的右下方是香港島北岸的高樓大廈。我把目光沿着海岸線一直伸延到香港會議展覽中心那座巨大龜背一樣的建築物，它的旁邊就是我們的目的地，也是我們的希望所在。我曾經在金紫荊廣場毗鄰的灣仔直升機坪降落無數次，卻從沒有一次像這次一樣忐忑

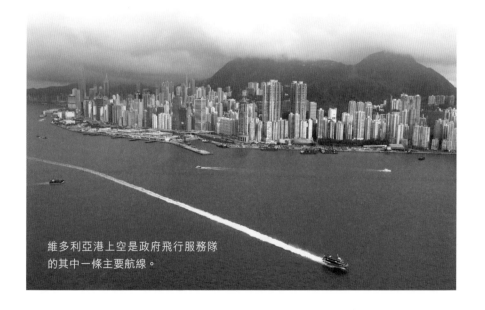

維多利亞港上空是政府飛行服務隊
的其中一條主要航線。

不安。我在心裏盤算，要從 1,500 英尺的正常飛行高度降落在停機坪，所需時間應該不會超過一分鐘，但這一分鐘似乎比往常要長得多。雖然機長已經把直升機駕駛得極其平穩，除了機艙內仍不斷響起的警報外，根本察覺不到任何異常的震動或搖晃，但我在這段短短的降落過程中，仍禁不住腦海裏的胡思亂想，也阻止不了胸膛裏心臟劇烈的跳動。

直升機在空中繞了一個大圈，朝着突出到海中的直升機坪下降。當我看到會議展覽中心龐大的拱頂在機窗外出現，知道不用多久就安全了，心裏不其然開始了倒數計時。

五……四……三……二……一……

在我數完了最後五下之後，直升機的輪子差不多在同一時間觸碰地面，引起機身輕微的顫動。相對於心裏的興奮，這種顫動根本算不上甚麼。

我們脫險了！

雖然坐在我身旁的空勤主任依然冷靜自若，從他的臉上根本觀察不

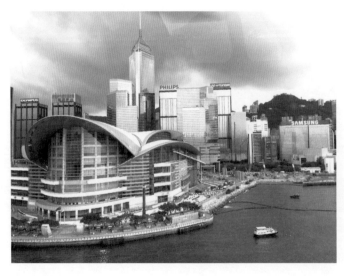

香港會議展覽中心

到任何明顯的表情變化，但我仍感覺到他的內心應該會和我有着相似的喜悅和激動。

直升機從漆上巨型「H」字母的降落點，平穩地滑行至附近的停泊處，發動機的聲音便緩慢地消減下來，頭頂的主旋翼亦緊隨着逐漸減速，直至完全停止。機艙內隨後出現的片刻寂靜，是我見過世上最特殊的一種慶祝方式。

稍作停頓之後，機艙又開始回復了生氣。我仍未趕得及解下安全帶，空勤主任已經急不及待地透過通話器召喚救護車到場，而兩名機師則開始忙碌地檢查直升機上的儀表，並把觀察到的故障狀況向總部報告。

數分鐘之後，一輛救護車駛進了停機坪的救護車停車處，三名救護員不久便推着抬牀向直升機走過來。我們把傷者合力移到機外的抬牀上，便步下直升機，一同護送傷者趕上救護車。在簡潔地向救護員交代了傷者的情況後，救護車隨即重新起動，向着我工作的瑪麗醫院急症室疾馳而去。

我心中暗忖，明天上班的時候，會否再重遇這名傷者呢？

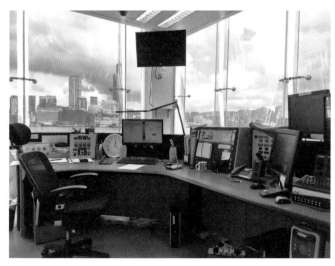

灣仔直升機坪的指揮控制中心內

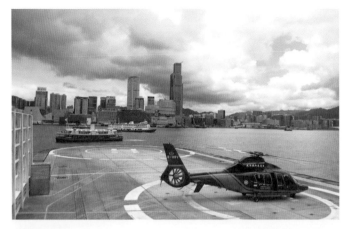

鬧市中的直升機坪

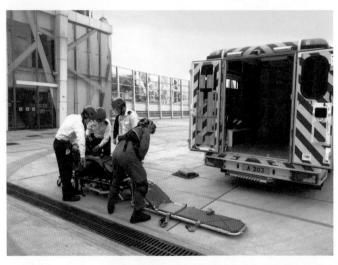

直升機會把 A 級及 B 級病人送到灣仔直升機坪，轉交救護車送往瑪麗醫院診治。相片左上方為直升機坪的指揮控制中心。

重視每一個小意外

　　重新坐進海豚直升機之後，我禁不住心中的好奇，向機師提出了一個在降落前一直憋在心裏，但因不想騷擾他們而苦無機會提出的疑問。

「機長，剛才究竟發生了甚麼問題？」

當然，我在提出這個問題時，心情跟之前相比已經完全是兩回事了。

「剛才有燃燒的物質意外地進入了發動機的某個部分，警報系統於是即時發出了警告。那並不代表發動機一定有問題，但為了安全起見，我們要先假設它有問題，直至被證實安全為止，才能重飛。」機師詳細地為我講解起來。

「這種情況常見嗎？」我的心裏仍猶有餘悸。

「並不十分常見，但也是預計之中可能會發生的事。我們正把剛才直升機的資料傳回總部，讓維修人員分析，看適不適合直接飛返總部。如果認為不安全，我們可能要等另一架直升機來接我們回去。」機師不徐不疾地解答我的每一道疑問，盡力為我釋去疑慮。

聽了他詳盡的解釋，我漸漸把心情安頓下來。

再過了幾分鐘，頭盔上的耳機傳來總部技術人員的通話。經過初步的數據分析，維修技師認為剛才發生的小意外並不影響飛行安全，我們可以原機飛返總部，隨後進行更詳細的檢查。

海豚直升機沒多久就重新啟動了發動機，循原路滑行至漆上「H」字母的起飛點，然後輕巧地躍離地面，垂直上升至 20、30 米的高度。它的機鼻靈巧地向下一沉，瞬間在空中劃出一條優美的上升弧線，把香港會議展覽中心巨型的拱頂拋在身後，絕塵而去。

飛行服務隊的工作充滿挑戰，也隱藏着危險。這是我唯一一次在任務中接到發動機故障的警告。依靠機師和空勤員純熟的技能和鎮定的應對，加上整個團隊緊密的合作，這次任務最終有驚無險，化險為夷。這次遭遇，也成功為我的飛行醫生履歷留下一個極為深刻的見證。

「香港北壁」的絕嶺雄風

　　那是 2016 年冬日的一個下午，我坐在超級美洲豹直升機內，被四面八方和煦的陽光溫柔地輕撫着面龐，難得有機會在半空享受着隆冬稀有的溫暖。

　　正在進行的是一項搜救任務，事發地點在九龍北面的一座高山之上，我們的目標是要尋回一名報稱行山時胸口感到不適的中年男性，並把他安全送往醫院。

　　肇事地點說不上偏遠，直升機起飛後不久就飛臨了遇險者求救的那個山峰。直升機在上空不斷盤旋，來回搜索，下面熟悉的九龍市區風貌，盡收眼底。旺角和尖沙咀那些櫛比鱗次的摩天大廈，玻璃幕牆在猛烈的光線下反射着閃閃銀光。平常絕少在市區附近進行搜救，我抵受不住誘惑，偷偷在後排座椅上把下面九龍半島的美景看個足夠。

　　「前面兩點的方向有幾個人，其中一個面向我們揮舞着紅色的上衣。他們中間有一個人平躺在地上，應該就是我們要找的人了。」空勤員半跪在機艙邊，從打開的機門向下眺望，把他的發現以堅定的語氣報告出來。

高崇石壁下的病人

　　我隨即把臉貼近窗邊，將目光投送到兩點的方向進行搜索。下面 200、300 米開外的 4、5 個人，很快就進入了我的視線。他們擠在一個狹小的平台，平台四周都是長滿樹木的斜坡。站着的那幾個人，以半圓的形態圍繞着中間躺着的同伴。那羣人全都手舞足蹈地朝我們揮手，

似乎在焦急地發出求救的訊號。他們所處的位置，正好在一堵垂直距離約有數十米高的石牆底部。整片石牆寬闊平直，除了牆身幾道細小的縫隙外，光脫脫得沒有長出一撮雜草。像匾額一樣懸在半空的巨石，完完全全裸露着天然的顏色。石牆的頂端有一片平坦的草地，是山峰的最高點。整個山峰像一支渾然天成的巨柱，在喧鬧的城市邊緣直插蒼穹，雄偉壯麗，為這個大都會沾上一絲堅忍不拔的靈氣。

直升機在那幾個人之上的數十米，保持同一水平高度緩慢地飛行，以他們為中心迴旋出一個近百米的圓圈。兩名空勤員握着機門旁的扶手，把上身探出機外，頭部跟隨直升機的飛行軌跡不斷轉換着角度，把視線一直聚焦在圓圈下方的中心。

他們一面觀察，一面透過通話器向機長報告下方的狀況，討論應以何種方式接近遇險人士。我聽不懂他們的專業術語，完全答不上半句話，只能在機艙的後排靜靜地坐着，但我對他們所作的決定，從來沒有半點懷疑。

「我們現在開始靠近傷者，看看有沒有足夠空間做 winching（懸降）。我們會以機身右側靠近石牆，如果出了甚麼緊急狀況，直升機將會左轉離開。」經過一番商議之後，耳機傳來機長深思熟慮的計劃。

話音剛落，超級美洲豹如有靈性一般，緩緩地向着那堵石牆飛過去。機長以極細微的動作控制着操縱杆，令我完全感覺不到直升機在抖動。四噸半重的龐然大物，平穩地以右側機身逐漸迫近垂直的石壁，並不像是在空中飛行，卻宛若一葉輕舟在平靜的湖面上漂浮。

20 米……10 米……5 米……

隨着直升機逐漸靠近石壁，本來開闊的視域變得越來越狹窄，那面石牆慢慢地、慢慢地撲面而來，一種莫名的壓迫感油然而生。山峰的頂端首先從我視線範圍的邊緣離開了，然後山峰附近的空間也飄走了，接

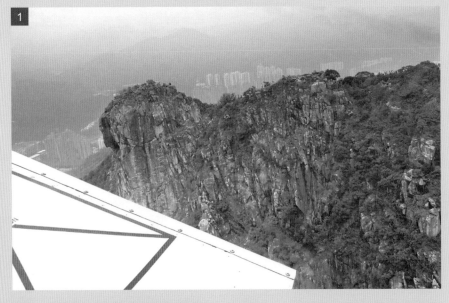

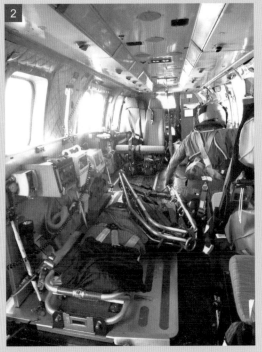

1 直升機上飽覽獅子山，它有垂直落差數十米的石牆峭壁。相信沒多少人可以如此近距離欣賞。

2 空勤員準備隨時進行懸降。

着樹木的影蹤消失了，我像被迫走進了一條狹長的隧道，隧道的盡頭是一面泥黃色的牆。到了最後，那堵石牆完全佔據了我的視線範圍。從窗口望去，看到的就只有石壁表面凹凸不平的岩石。無論我如何轉動眼睛，努力嘗試向不同角度張望，映入眼簾的仍然只是那近在咫尺的石壁。

壓在右側機身窗外的，與其簡單地說是一道無法逾越的天然屏障，不如說成是一抹驚慄得讓人窒息的強烈恐懼，更來得準確。當那個在遙望時讓人賞心悅目的山峰，被電影裏常用的拍攝手法，一氣呵成地從遠至近拉到了面前，我的心裏在短短數十秒之內就發生了急劇的變化。由最初的輕鬆自如，漸漸開始產生危機感，心跳逐漸加速，身體每一條神經突然繃緊，以右手用盡力氣抓緊座椅的厚墊，最後胸口像被巨石壓着難以呼吸，我經歷了一次前所未有的心理歷險。

那堵令人望而生畏的石壁，像滔天巨浪般向我迎面猛撲過來。以往在現實世界從未遭遇到這種情景，只有在電影中才看過似曾相識的驚嚇場面，我坐在超級美洲豹的後排座位，整個人都被眼前的景象給愣住了，腦海中不由自主地浮現了《北壁》（Nordwand）那套電影的經典鏡頭。

《北壁》是一套德國電影，2008 年首映。高 3,970 米的艾格峰（Eiger）座落在瑞士阿爾卑斯山山脈，與附近的僧侶峰（Mönch）和更為知名的少女峰（Jungfrau）連成一排，三個山峰以其雄渾氣勢刻畫出高山仰止般的曠世美景。「北壁」所指的是艾格峰北面那堵垂直落差達 1,830 米的石灰岩壁，以其山勢雄偉陡峭而舉世知名。由於北壁的天氣變化莫測，而且大部分山體近乎垂直，極難攀爬，因此成為歐洲最後一個被人類征服的山峰。港人熟悉的戶外運動衣物品牌 North Face，就是以艾格峰北壁命名。

電影是根據歷史改編而成的故事，講述 1936 年第三帝國元首希特勒為了宣傳日耳曼人的種族優越性，鼓勵德國人挑戰艾格峰北壁。兩名本身是攀山好手的德國巴伐利亞山地步兵團士兵響應號召，決心成為人類歷史上第一隊攀上北壁頂峰的勇士。他們在攀登的過程中，與另外兩名

奧地利攀山者結成一隊。在友情和愛情相互交織的脈絡中，男主角東尼和同伴安德利亞在懸崖絕壁上攀爬跳躍，展現了高超的技術和純熟的默契，奈何途中遭遇突如其來的暴風雪被困雪嶺。隊員們的任務由挑戰歷史，為名譽而奮戰，變成了對抗山上極端天氣，為生命而搏鬥。在暴雪、嚴寒、落石、雪崩的惡劣環境中，各名隊員因意外逐一傷亡，最後只剩東尼獨自撤退下山。在離開救援隊僅餘數米之遙時，他用盡了最後的氣力，戛然而止，成為最後一名魂斷半空的悲劇英雄，從此把傷感和遺憾長留絕壁之間。

多年前在電影院初看這套電影時，我立刻被熒幕上北壁恢弘的氣象深深吸引。數年後，我特意走訪了這個在心裏佔據崇高地位的山峰。當我站在電影的其中一個拍攝場景「小夏戴克」（Kleine Scheidegg），面向那間在電影中出現過的山區小酒店，仰望它身後那個彷彿被天神用利斧筆直地劈去一半的高峰，一種讓人無法迴避的肅然敬畏油然而起。我像小影迷遇見偶像時的心情一樣，羞澀地呆立在那裏，興奮和景仰的心情使我簡直透不過氣來。

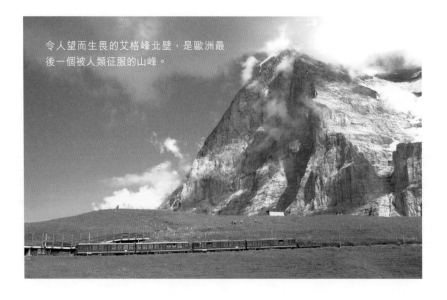

令人望而生畏的艾格峰北壁，是歐洲最後一個被人類征服的山峰。

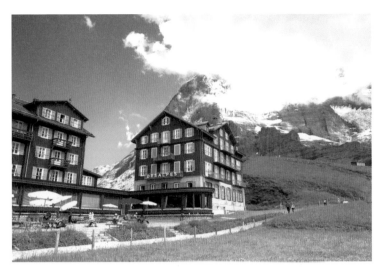

山腰小鎮小夏戴克的一所山區小酒店背後，就是艾格峰北壁。

旋翼與石壁的一米之距

在超級美洲豹上面對着貼在窗前的石壁，我的心情就像當年站在小夏戴克時的一樣，但多了一份毛骨悚然的驚慄。儘管預料到那注定是讓我後悔莫及的舉動，但我仍禁不住偷看了極速旋轉的主旋翼一眼。它的翼尖離開石壁只有僅僅一米，這對紓緩我的憂慮沒有半點幫助，反而加重了心臟的負荷。

這不是我第一次看到旋翼的翼尖那麼接近其他物件。在一次三號風球的海上懸降中，超級美洲豹的主旋翼都是離貨船搖擺的桅杆這麼近。但那一次我的思緒主觀地認為，即使旋翼打在桅杆上，直升機有極大機會掉到十多米下的海面。我曾接受那麼多次水下逃生訓練，或許仍能在直升機的殘骸中逃脫出來。當然，事後回想，那只是我在生死關頭自欺欺人的臆想。但這一次，我連那種臆想都直接放棄了。我明白如果主旋翼打在石牆上，直升機必會墜落數十米下的地面，然後翻滾掉下山坡，或許導致爆炸也說不定。腦海中不期然地浮現出這些畫面之後，我即使

是個樂觀的人，也不會對自己的生存機會懷抱一絲幻想。

「這裏沒有足夠的空間進行 winching，我們現在離開，看看其他地方有沒有更適合的位置。」直升機在那幾個人的頭上懸停了一分多鐘後，耳筒傳來機長英明的決定。

直升機緊接着向左轉向，逐漸拉開了和石牆之間的距離。當我重新見到整座山峰之後，心情頓時平復下來。直升機像老鷹一樣盤旋，下面市區五光十色的景物走馬燈一般重現眼前，我的胸口升起了一股從鬼門關掙脫回來的感覺。一分鐘之前，我體驗了人生之中最大的恐懼。就在這一刻，我一生中從未如此慶幸自己仍活着。

正當兩位機師聚精會神地尋找另一個懸降位置時，通話器傳來了消防處的通報：「MRU 已經到達遇險者的位置，他們可以運送傷者下山。」

「收到！我們將會撤離。」機長如釋重負地回話，機上其他幾名隊員隨即放下了心頭大石。

「我們在這裏再逗留多一會，如果沒有甚麼問題，隨後就會返回總部。」機長對機上的隊員作出總結。

山嶺搜救隊伍

MRU 是與飛行服務隊出生入死的緊密戰友，經常在山嶺搜救任務中相互合作，我與他們幾名隊員頗為熟絡，對他們的能力絕對沒有半點懷疑。我深知那名傷者已經落在最可信任的山嶺救援專家手中，一定可以被安全送下山，我們是時候放心撤退了。

民眾安全服務隊（Civil Aid Service，CAS，民安隊）的山嶺搜救中隊（Mountain Search and Rescue Company），前身為攀山搶救隊（Mountain Rescue Unit），早在 1969 年已經成立。MRU 是攀山搶救隊英文名稱的縮寫。由於約定俗成，MRU 這個親切的叫法早已深入民心，

所以飛行服務隊隊員一直仍把民安隊山嶺搜救中隊稱為 MRU。

山嶺搜救中隊的主要任務是山嶺搜索及拯救，包括協助其他正規部隊搜索失蹤人士。隊員就像飛行醫生和護士一樣，屬於輔助部隊人員，他們本身都有正職，皆曾接受正式的山嶺搜索及拯救訓練。隊伍的編制名額為 164 人，目前約有 120 名隊員，分為 8 個小隊。

這個中隊的每一名成員都是攀山能手，繩索技巧、搜索技巧和山嶺急救技術，是他們的三項獨門專長。在茂密的叢林翻山越嶺，在陡峭的山崖上升下降，在深邃的山谷橫空而過，這些在外人看來險象橫生的活動，在他們面前卻游刃有餘。

每逢星期六、日及公眾假期，山嶺搜救中隊的隊員都需要在飛行服務隊總部當值候命。早上 9 時至下午 6 時，由 A 更的 4 名成員負責。下午 2 時至晚上 11 時，由 B 更的另一支 6 人小隊負責。兩更之間，有 4 小時的重疊時間。而在日曆上所有的紅色假期，另外一支 10 人小隊會進駐油麻地渡華路 8 號的民安隊總部大樓當值。除此之外，平常日子也有兩組隊員輪值待命。遇到緊急情況，這些隊員會被傳召執行山嶺搜救任務。

政府飛行服務隊的搜救任務，包括了山嶺拯救和海上拯救。在收到山嶺搜救的求助電話後，飛行服務隊的機師和空勤員對現場環境和意外性質的前期評估，如果認為有需要，會通知在飛行服務隊總部候命的 MRU 隊員出動，一同登機飛赴肇事現場進行搜救。因此，在某些特殊情況下，飛行醫生、護士和 MRU 隊員有機會在直升機上會面，為了遇險人士的性命安危而攜手合作。

在讀大學的時候，曾經看過一套由影星史泰龍（Sylvester Stallone）飾演主角的荷里活影片，名叫《絕嶺雄風》（Cliffhanger）。電影中的史泰龍是一位攀山拯救專家，他以高超的攀山技術在絕壁天險中與壞人周旋。刁鑽的拍攝角度，把崇山峻嶺的壯麗和萬丈深淵的恐怖展現得淋漓

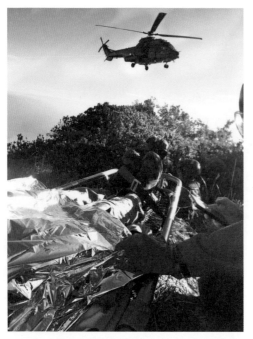

民安隊山嶺搜救中隊經常和政府飛行服務隊聯袂
執行野外拯救任務。

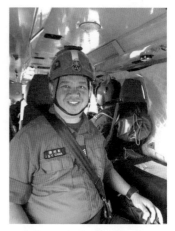

一起在直升機上進行搜救的民安
隊山嶺搜救中隊隊員。

盡致，而史泰龍運用繩索和簡單的工具，總把讓人屏息靜氣的危機一一
化險為夷。

加入飛行服務隊之後，與 MRU 的朋友接觸多了，逐漸體會到史泰龍
那角色，其實就是民安隊山嶺搜救中隊的最佳寫照。

在日常閒聊之中，我曾詢問 MRU 的朋友，有否看過《北壁》和《絕
嶺雄風》這兩套電影。得到的答案，完全在意料之中。山嶺搜救中隊的
隊員就如東尼和史泰龍一樣，都是我無比敬重的英雄，在我內心深處佔
據了極為崇高的地位。現實中，他們是東尼和史泰龍的化身。幸好香港
有這些技藝高超的無名英雄，像我這些看到那堵石壁就嚇破了膽的人，
以及那名在山上待救的傷者，才有機會保存性命，活着下山。

熱血長天

「下面共有兩名男性傷者，其中一名較嚴重，體溫 39.6 攝氏度，處於迷亂的狀態。另一名報稱也曾暈倒，現在已完全清醒⋯⋯」

頭盔的耳機傳來空勤員熟悉的聲音，他被吊下去大約已經過了 10 分鐘，這是他傳回來的第一句話。由於視線受到直升機平直的舷窗影響，即使已把頭盔緊貼到玻璃上焦急地往下張望，我在後排座椅對下面發生的事仍是茫然不知。

直升機上的絞車手，從隊友被他懸吊下去的那一刻起，就一直從機身右側敞開的機門探頭向下觀察，沒有半秒把隊友的身影丟失過。我確信除了目視觀察外，他的心裏應該一直盤算着稍後的拯救行動細節。

聽到 39.6 攝氏度這個數字，即使仍未接觸傷者，我的腦海已霎時冒出了初步的診斷結果。當了飛行醫生這麼多年，我在早上從家裏起程返回總部時，就已預料到今天會遇上不少這類個案。反而讓我感到奇怪的是，一直到了正午，我們才開始接觸到這些病人。

「需要我們下去嗎？」我已準備就緒，不想錯過這次難得的拯救機會，於是鼓起勇氣發問。

「傷者所在的位置在斜坡上，附近沒有一個平坦的地方可以讓幾個人聚在一起工作，所以飛行醫生和飛行護士下來也沒有多大幫助，而且有一定的危險，還是先讓我把他們送上來吧。不用着急，有需要的話，我會要求你們下來。」隔了十多秒的靜默，耳機傳來下面空勤員的回覆。

雖然有一點失望，但我們是一個團隊，必須信任其他隊員的專業判斷，而且要嚴守紀律，不能因為個人的喜好而違反安全守則，給其他人製造障礙。收到空勤員的訊息後，我馬上打消了下去的念頭，改為在心裏計劃將要面對的搶救程序。

約 30 分鐘前，我剛完成一宗空中救護服務返航，直升機平穩地降落在露天的停機坪。一股熱力從被曬得滾燙的水泥地向上升，叫人不得不立刻脫下沉重的頭盔，紓緩一下頭頂上大汗淋漓的壓抑。前腿從海豚直升機踏下來，還走不了多少步，搜救任務（SAR）獨特的警笛聲，突然響徹政府飛行服務隊總部的上空，就連在 60、70 米之外的停機坪也縈繞不散。

幾名隊員隨即加快了腳步，連跑帶跳地朝機庫的方向走去。沿着設在機庫一側牆壁旁邊的鐵梯，不消一兩分鐘，大家就跑進了行動任務倉庫正上方的飛行指揮及控制中心，聚精會神地聽取任務簡報。

原來兩名行山人士報稱於西貢蚺蛇尖遇險，一人曾短暫失去知覺，無力自行下山。消防處接獲遇險人士的求助電話後，要求飛行服務隊協助拯救。經過簡短的任務行動規劃，我隨即換乘專職搜救任務的超級美洲豹中型運輸直升機，聯同另一組隊員逕直飛往肇事現場。

烈日當空，機內火爐

這是一個陽光特別燦爛的日子，中午的氣溫高達 36 度。烈日當空之下，即使空勤員已打開了一側的機門，讓外面的清風吹進機內幫助降溫，但空氣彷彿已經困倦得完全喪失了活動的興致，只是一直困在直升機艙之內，盡情地挑戰着搜救隊員的忍耐極限。超級美洲豹的機艙彷如一個巨大的焗爐，離開總部越遠，溫度就越高，坐在裏面的幾名隊員快要變成了被烤熟的鴨子。

頭上罩着沉甸甸的頭盔，一雙耳朵被耳機緊緊地從兩面擠壓着，我感覺到頭髮在起飛不久後就已經全部濕透。一行汗水沿着正額像小溪一般流淌下來，滴在眼鏡的玻璃片上，眼前頓時一片朦朧。這是我在夏天飛行時最不願意遇見的狀況，因為在回到飛行服務隊總部前，我都沒法清理好眼鏡，只能在迷迷濛濛的境界繼續前行。有那麼幾次，我真想摘下頭盔，讓我抹乾頭上的汗水，給那快要冒煙的頭顱透一下氣。但我總是很快就抑壓着不理智的衝動，瞬間打消了這個危險的念頭。還記得在以往的任務中，因為空中亂流引起的機身搖晃，我曾數次把頭盔重重地磕在身旁的舷窗之上。如果我沒有帶好頭盔，那幾次即使沒有造成血光之災，也必會招致皮肉之苦。

坐在機艙後段的空勤員可能看到我苦苦掙扎的樣了，不知何時已從身旁的冷藏箱裏拿出一瓶冰凍的礦泉水，越過兩個座位的空間向我遞了過來。我頓時體會到他向我傳遞的不單是一瓶礦泉水，更多的是一份隊友之間出生入死的深厚情誼。簡單的一個動作，蘊藏着緊密的團隊合作精神。我在心裏不由自主地升起一份油然的敬意，即使我身旁也放着一瓶同一牌子的礦泉水，但也卻之不恭，一把接過來便大口大口地喝着。

在炎熱的日子當值，若要執行搜救任務，由於難以預測整個行動所需的時間，所以隊員在出發之前，都會在行動任務倉庫的貨架上帶走幾瓶礦泉水，作為途中降溫解渴之用。這些水其實也是必需的醫療物資，對中暑的病人極為重要。

經過十多分鐘的飛行，我們已經飛臨西貢的東部海岸。直升機從南面北上，掠過景色優美秀麗的西灣、鹹田灣和大灣之後，超級美洲豹開始轉向，自東向西飛越海岸線進入內陸。從機上透過玻璃往下看，猛烈的陽光在海面泛起閃爍的銀光，也把山嶺上的樹木照得一片反白，抹去了青蔥山巒原有的翠綠。海上和陸地刺眼的反射，叫人差點睜不開眼睛。我真的無法理解，在這樣一個熱得透不過氣來的日子，何以仍有人會選擇行山的活動。

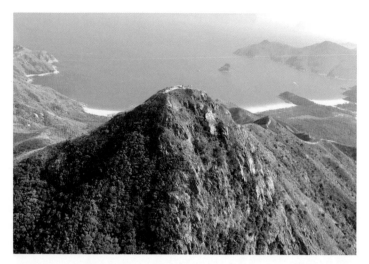

超級美洲豹直升機當日從西貢東部對開海面，飛越由西灣、鹹田灣和大灣等眾多美麗海灣組成的海岸線進入內陸，前往蚺蛇尖展開搜救行動。

呼呼、呼呼、呼呼呼呼⋯⋯

超級美洲豹頭頂上每分鐘轉動 265 轉的主旋翼，把發動機排出的廢氣向下直噴，儘管直升機的側門一直都打開，但從外面吹進來的風卻是滾燙的。機艙內悶熱的空氣籠罩着一股讓人窒息的氣氛，我每吸一口氣，喉嚨和氣管隱約都有被灼傷的感覺。還未飛臨肇事現場上空，整個人早已汗流浹背，把飛行服沾濕了一大片。這是在每個夏日執勤時，隊員都要面對的狀況，大家早已習以為常，根本算不上甚麼困難或挑戰。在 30 多度的高溫天氣出勤，隊員的制服總是濕了又乾，乾了又濕。如果連這些小意思都不能忍受，根本就不能當上一名搜救隊隊員。

被困三尖之首

須臾，蚺蛇尖那個獨特的像被削尖了的山峰已映入眼簾。蚺蛇尖以其陡峭的山勢聞名，是香港三個最難攀爬的山峰之一，更被稱為「香港第一

尖」，為三尖之中最高，達海拔 468 米。從半空觀測，蚺蛇尖的模樣有點像享譽全球的瑞士馬特洪峰（Matterhorn），宛如在羣山之中拔地而起的金字塔般巍峨雄偉。主峰如箭簇一樣直插雲霄，三個側面呈寬闊的三角形傾斜而下，氣象萬千。它的其中一條登山之路，是山脊上一條光禿禿的羊腸小徑，沿途沒有樹木蔭庇，而且坡度極大。常有攀山人士在半途因氣力不繼而無法動彈，既上不去，也下不來。炎夏之時，被困在半山的人士苦無遮蔭之處，極易中暑。這個令人望而生畏的山峰，相信是每一位飛行醫生和護士都曾到來執行任務的地方，所以對它一點也不感到陌生。

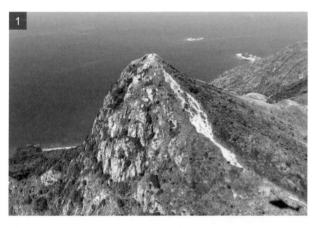

1　蚺蛇尖以其陡峭的山勢聞名，是香港三個最難攀爬的山峰之一。

2　蚺蛇尖就像在羣山之中拔地而起的金字塔，巍峨壯麗。

3　照片左上方是蚺蛇尖的主峰。兩名遇險人士在山腰那條小徑上，等待救援。

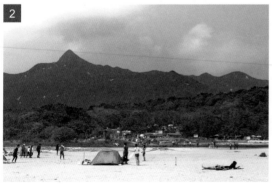

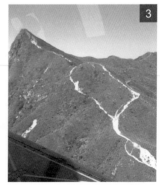

直升機以蚺蛇尖的山腰為中心，在空中盤旋了數圈，不多久便目視發現了軟弱無力地癱坐在半山的兩名求救人士。在他們上下數十米的距離之內，連一棵樹也沒有，而且坡度陡峭，直升機無法降落。機師和空勤員經過短暫的磋商，決定讓一名空勤員以垂直懸吊方式先行降落，接觸傷者並進行初步的狀態評估。飛行醫生和飛行護士則逗留在機艙內，準備好各種急救用品，有需要時才懸吊下去協助拯救。

　　「我估計那名較嚴重的傷者可能是 Heat stroke（中暑），快把他吊上來。」收到空勤員精簡的匯報後，我思索了片刻，便斬釘截鐵地透過嘴邊的通話器向機長作出通報。

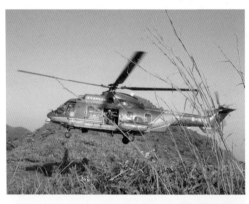

每年夏季的假日，政府飛行服務隊的直升機都要頻密出動，前往各處山頭野嶺搜救患上各種熱病的行山人士。

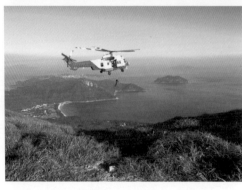

直升機難以在山野降落，懸吊升降是山野搜救中經常運用的上落直升機方式。

超級美洲豹像聽得明白我說的話，毫不猶豫地重新靠近肇事地點，準確懸停在兩名傷者和空勤員所在位置的上空。數十秒後，第一名傷者已被吊升上來，在絞車手的協助下把身軀移進機艙。絞車手俐落地把套在傷者腋下的套環摘下來，隨即指示他沿着座椅之間的通道坐到後排最左面的座位。

　　他是一名年約二十餘歲的男性，完全清醒，活動自如。我用電子溫度計為他快速測量了體溫，體溫正常。我以他剛才曾經短暫暈厥，回復知覺後狀態良好，體溫正常等病歷資料作為臨床依據，判斷他只是患上並不嚴重的熱暈厥（Heat syncope），無須勞師動眾地搶救。我把一瓶冰凍的礦泉水遞給他，先讓他放在脖子上降溫，然後把它一飲而盡補充水分。

　　「你們是甚麼時候開始上山的？」

　　「你們倆有沒有受傷？」

　　「你現在感覺如何？哪裏不舒服？」

　　我在他忙着喝水的時候把嘴巴貼近到他的耳邊，提起嗓子提出了一連串的問題，查詢我最關心的情況。他把瓶子裏的水一滴不漏地喝乾後，他回答完畢，我對他們的情況已了解得七七八八，於是示意他在座位上稍作休息。

　　緊接而來的是被牢固地安置在擔架牀上的中年男子，他在空勤員的伴隨下一起吊升到機艙旁邊。絞車手一手緊抓他們頭上的鋼索，把他們從敞開的機門拉進了機艙。

維生指數與神志意識

　　空勤員把擔架牀安置在緊急醫療系統的平台之後，我和飛行護士馬上摘掉身上的安全帶撲向傷者。飛行護士眼明手快地牽起傷者的上衣，

把冰涼的礦泉水灑向胸膛，務求透過蒸發的方式帶走身體的熱量。他把另外一兩瓶礦泉水放置在傷者的脖子和腋下，以達到降溫的效果。我面向着垂直的緊急醫療板，半跪地蹲在傷者的右邊，先把止血帶綑在他的右前臂，然後彎下腰來，洗練地把鋼針插進右手背上已經膨脹起來的靜脈。深褐色的血液瞬間湧進靜脈輸入導管，讓我如釋重負。我的第一次嘗試已經成功建立起靜脈通道。我隨手把準備好的生理鹽水瓶拿過來，將已經插進鹽水瓶的膠管連接上靜脈輸入導管，把控制流速的小輪子推到最大的狀態，開始為傷者全速滴注生理鹽水。

「39.6 度！」當我全神貫注地打點滴的時候，飛行護士已經量好了他的體溫，並在我的耳邊把數字高聲呼喊出來。這個體溫讀數和剛才他在地面時一樣，沒有任何減退。

我隨即舉起右手拇指向飛行護士示意。之前摘掉安全帶後，我們也一併拉開了頭盔後面連接在機上的電線，再不能透過頭盔通話器互相溝通，只能提高聲量或手勢作為替代。

我把腰彎得更低，將嘴巴貼近病人的右耳，以緩慢但清晰的聲線，逐一讀出我的問題。

「你今年多大了？本身有沒有甚麼大病？」

「現在有甚麼地方不舒服？」

「頭痛嗎？有暈眩的感覺嗎？有噁心的感覺嗎？」

「胸口痛嗎？呼吸困難嗎？」

一邊詢問，我的右手一邊觸摸着他右腕脈搏的跳動，眼睛一直盯着醫療儀器上血壓、心跳和血液含氧量的讀數。

雖然他全身乏力，嚴重脫水，回答時氣若游絲，逼得我只能拉開緊壓着耳朵的頭盔，透過狹窄的縫隙，用盡全力半傾聽、半猜度他說話的內

容。在搏鬥了一兩分鐘之後，我已可以明確判斷出他的意識是正常的。這個資料對於診斷來說極為重要。意識正常代表他的腦袋仍然運作良好，即使他十分疲倦，而且體溫很高，心跳也極快，但仍未至器官衰竭的狀態，病情較我之前的估計輕微。綜合其他血壓和血氧等正常的維生指數，我深信面前的這個病人並沒有即時生命危險。只要儘快把他送到醫院，不需多久就可以康復。

「這個傷者只是患了 Heat exhaustion（熱衰竭），還未至 Heat stroke（中暑）的程度，不需太擔心。他不用再在地面繼續曝曬，應該很快就會好起來。」我坐回座位，接駁好頭盔的電線，便向着緊貼在嘴唇邊的通話器作出簡潔的匯報。

「收到。我們現在飛往東區醫院。」耳機傳來機師輕鬆的回話。機師對於處理這類個案擁有十分豐富的經驗，完全理解那兩個醫學名詞意義上的分別。

直升機瞬間加大油門，機身開始激烈抖動起來，低沉的機械噪音也逐漸變得尖銳。我意識到超級美洲豹已經站到了起跑線，準備好隨時躍起展開極速衝刺。

超級美洲豹在空中奔馳了 10 分鐘左右，突然躍起跨過最後一個山峰，隨即緩緩下降，穩妥地降落在東區醫院主大樓頂層停機坪。熱衰竭的那名病人在送抵急症室時已完全恢復了意識，整體狀況大為改善，體溫降至 38.7 度，心跳頻率也降了下來。

過了這麼多年，現在回想起來，我依然清楚記起這是發生在 2015 年 8 月某天的拯救任務。那天，某電視台安排為我拍攝一個個人特輯，介紹我如何一心三用，身兼公立醫院急症室醫生、政府飛行服務隊飛行醫生，以及作家的三重角色。該電視台的攝製隊，當日從我踏進飛行服務隊總部的那一刻起，除了不能陪同我登上直升機外，其餘時間一直跟隨在我身旁，把我一整天的工作以攝影機記錄下來。

後來重溫那個特輯時，才發覺他們在我返航前已經在機庫中等候，下機後就一直用長鏡頭追蹤着我的身影，並且跟在我後面，以同一節奏急步走進行動任務倉庫。

其中一人的情況很嚴重，體溫達到攝氏 39.6 度，心跳急促，達到每分鐘 130 多次。我們在直升機上為他降溫、吊鹽水，然後直飛東區醫院。這次證明了飛行醫生和護士的存在價值，若多等一、兩小時，相信較嚴重的那位會在現場去世。

我在行動任務倉庫裏接受訪問的片段，意外地捕捉了飛行醫生執行任務之後的罕有影像。摘下頭盔之後，那個滿頭大汗、頭髮蓬鬆、蓬頭垢面、上氣不接下氣的醫生，就是每位完成任務之後的拯救隊員不加修飾的真實寫照。這些人的存在價值，也在熒幕前獲得了最實在的佐證。

接下來的幾小時，我又陸續飛了幾趟，都是一些和炎熱天氣有關的搜救任務。經過反反覆覆的升降、盤旋和搶救，我和飛行護士已經累得昏頭轉向，飛行服已濕透得可以扭出水來，身上的皮膚卻再也沒法滲出更多汗珠。

哪一種「抽筋」？

下班前約 40 分鐘，搜救任務的警報聲又再次響起。雖然已成了強弩之末，但料到這應該是當天最後一次任務，我和飛行護士立刻鼓起餘勇，快步從 109 號室奔向控制中心。

一名新加坡女士，與友人遠足至港島龍脊時報稱「抽筋」，不能自行下山而報警求助。「抽筋」二字在廣東話中有兩種意義，其一是肌肉抽搐，其二為癲癇發作，以後者較為嚴重。由於飛行服務隊無法與報警人士直接取得聯繫，所以不能更深入地了解詳情，難以判斷所謂「抽筋」是指何種情況。大家不敢怠慢，馬上抖擻精神，再次登上超級美洲豹出發。

只需十餘分鐘的航程，直升機便飛抵事發現場上空，並且迅速確認被困龍脊觀景台的求助人士。一如既往，一名空勤員率先被吊下直升機，為傷者進行初步評估。

「傷者是一名三十多歲的外籍女士，完全清醒，體溫 38.3 攝氏度，雙腿肌肉抽搐，並不是癲癇發作。重複，並不是癲癇發作。」

空勤員傳回來的訊息，頓時解除了懸在心中的疑問。憑藉各種環境證據，即使我仍未有機會與傷者碰面，但已有充分的信心斷定她患上的只是熱痙攣（Heat cramps），完全沒有生命危險。只要儘快把她移離受陽光照射的地方，不需多久就會自行痊癒。

龍脊觀景台離開東區醫院的直線距離很近，只有區區的兩、三公里。那名女傷者被吊上直升機後，不消兩、三分鐘，直升機已經在東區醫院的頂層直升坪安全降落，我和飛行護士還來不及提供任何治療措施。不過，這對傷者和機組人員來說，也許不是一件壞事。

完成這宗搜救任務，順利回到飛行服務隊總部，已經過了正常的下班時間。從飛行指揮及控制中心向海上眺望，六時半過後的艷陽仍高高懸掛在西邊的天空，把一大片的雲彩染成鮮艷的橘紅色。剛過去的九個小時，我幾乎把所有熱病都診治了一遍，直接體驗了太陽輻射的無窮威力。慶幸在結束一天工作的時候，自己沒有成為其中一名受害者。

四種高溫引起的病症

普羅大眾對中暑的印象，與醫生的認知存在極大落差。在酷熱天氣之下，普通市民很容易就會認為自己中暑，但其實中暑並不是大眾口中的那麼常見。從醫學角度而言，高溫引起的身體反應構成一個廣闊的光譜，按程度由低至高排列，可分為熱痙攣（Heat cramps）、熱水腫（Heat edema）、熱暈厥（Heat syncope）、熱衰竭（Heat exhaustion）及中暑（Heat stroke）幾個不同的熱病。

熱痙攣主要令四肢肌肉抽搐僵硬，喪失自由活動的能力；熱水腫指的是高溫環境導致下肢靜脈血管舒張，使雙腿出現腫脹；熱暈厥則令人短暫暈倒，但可以自行恢復正常意識。以上三者的情況並不嚴重，體溫仍可保持正常或只有輕微上升。只要儘快離開炎熱的環境，到陰涼處休息降溫，並且適量補充水分和電解質，便可迅速復原。患上這三類輕微熱病的人士，如果懂得正確的處理方法，不一定需要求診。

　　熱衰竭和中暑則嚴重得多，病徵也頗為相似，市民一般難以自行分辨。兩者最大的差異在於，中暑標誌着身體已完全喪失自我調節體溫的機能，身體核心溫度通常高於 40 攝氏度。由於腦部不能正常運作，所以各類如神智不清、昏迷、癲癇等中樞神經病徵極為普遍，這些病徵有助醫生作出正確診斷。中暑是一個緊急的醫療狀況，可在極短時間內引起多重器官衰竭的連鎖反應。如果得不到及時而且有效的治療，死亡率極高。熱衰竭相對來說比中暑輕微，體溫一般沒有中暑那麼高，而且腦部仍能保持正常運作，未至產生意識迷糊、昏迷、癲癇等病徵。但若處理不善，熱衰竭可在短時間內惡化為中暑。鑑於後果極其嚴重，這兩種熱病均需在醫院接受觀察和治理，以免遺漏任何潛在的危險因素。

　　香港的仲夏時節，氣溫經常高達 35、36 度。暴露在高溫之中數小時，即可引發各類熱病，危及生命健康。然而，每年夏季仍有不少人無視高溫對身體構成的風險，在偏遠的郊外進行各種高危活動，挑戰身體的極限，造成眾多本可避免的傷亡。我亦多次在傳媒上作出勸告，呼籲市民大眾量力而為，避免長久暴露在高溫之下，以防樂極生悲。

　　幸運的是，無論炎夏的氣溫有多高，每年總有那麼四、五個月，政府飛行服務隊輔助空中醫療隊的每名成員，都會化身成為熱血戰士，與火熱的太陽展開殊死搏鬥。為了重奪一些素未謀面的人將會丟失的性命，他們秉承堅強的信念，無畏無懼地在海上作戰，在空中作戰，在陸地作戰。他們奮不顧身，隨時準備向崇山峻嶺之間沒有硝煙的隱蔽戰線，發起一次又一次衝鋒，直至取得最後勝利。

死亡直播

「唉，這次麻煩了。估計是個心肺停頓的個案。」我緊鎖着眉頭對身旁的飛行護士低聲說。

十多年飛行救援經驗形成的直覺，令我在負責簡報的同事話音剛落之際，腦海已敲響了警鐘，提醒我那個傷者的情況似乎不像他所說的那樣簡單。

如果當時有另一位同袍曾經凝視過我的面容兩至三秒的話，應該足夠讓他體會到我的忐忑不安。畢竟，在一個氣溫高達 35、36 度的下午，傷者的表現方式已經有足夠理由，讓所有資深搜救人員憂心忡忡。

「我也這樣想。」飛行護士不加思索就表達了認同。

我和飛行護士緊跟在正副機長和兩名空勤員之後，快步走出飛行指揮及控制中心，從靠在牆壁的鐵梯跑下去，穿過半開的大門閃進行動任務倉庫。迅速配戴好救生衣和頭盔後，便拖着那個沉甸甸的急救袋返回機庫。一輛小型運輸車早已停在機庫的大門口，我把急救袋抬起放在運輸車的後面，然後坐進車內，由空勤員把車子開往停機坪上的超級美洲豹旁邊。

我使勁提着急救袋登上直升機，沿着座椅之間的通道走到機艙的最後排，在右面靠窗的座椅坐了下來。從身後的左上方拉下安全帶，牢牢地插進右面的鐵扣之中。我把急救袋放在鄰座，也用安全帶固定好。

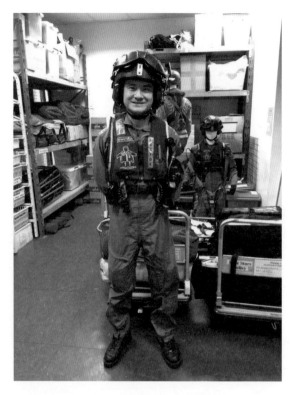

飛行醫生執勤時的標準制服與配備。

預想的病況，救援前的安排

超級美洲豹起飛後，隨着頭頂發動機的吼叫聲到達頂點，便頭也不回地向着新界的西面飛奔而去。

我手中拿着那張寫滿傷者基本資料的黃色紙條，又再飛快地讀了一遍，但心中的疑慮依然沒有半點消退。

上了年紀的男士，在郊外遠足時突然暈倒。

消防處的通報只有短短幾行字，存在太多可能性和變數，飛行服務隊也沒法直接聯絡傷者的同行友人，未能詢問更詳細的資料。然而，闖

進我大腦的第一個印象是，這名傷者已經凶多吉少。當醫生當得久了，就不難體會得到，第一個印象通常都是準確的。這種現象，確實難以從科學角度作出解釋。

「我有一個不祥的預兆，感覺這個人已經心肺停頓，大家有個心理準備。」我透過頭盔通話器，向機上的其他隊員再次説出了我的預感。

「收到。讓我們看看你的預感準不準確。」頭盔的耳機片刻之後就傳回了機長的回應。

「如果真的是心肺停頓，T，請你先幫我們做一段時間的心外壓。」我向坐在前方的空勤員 T 説。

T 是前陣子才加入飛行服務隊的空勤員，剛接受完成基本訓練，最近才投入實際工作。這是我第一次和他合作執行任務。

T 微笑着向我豎起了大拇指。

接着，我把頭轉向坐在左面的飛行護士：「等會兒如果證實是心肺停頓，我負責呼吸道的處理，你負責注射藥物和心外壓。」

「收到！就根據 ACLS 的程序處理。我先預備一支大 A（腎上腺素）。」其實飛行護士不需要我多説，早已心領神會。

就像平常一樣，我們在機上繁忙地準備各種藥物和儀器，仍未有機會看一看沿途的風光，直升機已經飛臨肇事現場附近的上空。現場位置十分偏僻，直升機下是如波浪般起伏的廣闊山丘，覆蓋着一片片綠油油的樹林。以前我一直希望能到這裏看紅葉，但此時此刻，我無瑕對景色多看一眼，只希望儘快找到目標人物。

置身山野泥路間

　　超級美洲豹在山嶺的上空盤旋了幾個大圈，空勤員就和首先到達現場的消防員取得了無線電聯繫，並確定傷者已失去生命跡象，消防員正努力為他進行急救。這個消息印證了我先前的猜想。

　　機長和兩名空勤員作簡單的溝通，決定先把 T 吊下去，我和飛行護士一同遂行隨後的第二次懸降。依照計劃，在 T 下去之後，我斜揹着沉重的急救袋，和飛行護士擠在一起慢慢地被吊到地面。

　　我們降落在林間一條沒有鋪上柏油的水泥路上，路的一端向山腳彎彎曲曲地伸延下去，隱沒在遠處的林木之中。陸上的搜救部隊可以沿着這條路到達現場。離我們降落地點約 30、40 米開外的另一端，路邊聚集了餘人。我們脫下套在身上的套環，急不及待地向着人羣走去。

　　有眾多不同的原因使我沒法忘記這次搜救任務，即使我沒有刻意回想起某些片段，可是現場一些清晰的影像深深地植入我的腦袋，在數年後的今天仍然難以抹去。我深信，這些記憶將會陪伴我餘下的一生。

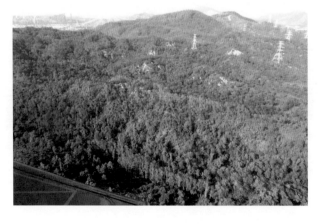

搜救現場環境十分偏僻，
從空中俯瞰，如波浪般起
伏的廣闊山丘，覆蓋着一
片片綠油油的樹林。

這是我在離開政府飛行服務隊前最後一個心肺停頓的搜救個案，這個特殊的意義足以令我對那名病人難以忘懷。在當天 36 度的高溫天氣下，我在替病人施行心外壓時，感到胸口產生前所未有的劇烈心悸，同時有暈眩的感覺。由於在執行任務時首次遇到這種極之不適的生理反應，讓我意識到自己逐漸年華老去，體能上未必像往時一樣，足以應付在惡劣環境中的救護工作。因為不希望在工作時成為隊友的負累，讓他們多照顧一名病人，所以我在那次出勤之後正式萌生了退隊的念頭。從我接觸這名病人的一剎那開始，一種壓倒性的不安之感就包裹着我的整個身軀，在我 15 年的飛行醫生生涯中，從未遇過這樣不愉快的經歷，更令我對整件事難以釋懷。

聚集的旁觀者

當我和飛行護士離病人越來越近的時候，赫然發現那些圍攏着病人的遠足人士，不少手中正拿着手提電話，興致勃勃地拍攝正在急救中的病人。病人被放置在路邊，胸前的衣服被拉起至鎖骨之下，兩名救援人員正跪在他的身邊，吃力地為他進行心外壓。他們身上的制服後背，已經濕透了一大片。

我們首先確定病人已沒有呼吸和脈搏，而且 AED（體外自動除顫器）並沒有給予電擊的提示，我、飛行護士和 T 就接過了心外壓的任務。依照預先的約定，大家各就各位，各司其職。我蹲在病人的頭部跟前，以 BVM（膠囊活門面罩復蘇器）為他提供氧氣，協助呼吸。T 跪在他的身旁，以每分鐘超過 100 次的頻率，使勁按壓他的胸膛。飛行護士則蹲在 T 的對面，在病人前臂的靜脈上插入導管，然後每隔三至五分鐘注射一劑腎上腺素。當一切就緒後，我就坐在地上，彎下身來，為他插入氣管內管，以確保其氣道暢通，並且繼續為他供氧。

在炎夏的戶外，莫說做運動，其實只需站着三數分鐘，也必然會全身冒汗，更不用說要做心外壓了。在烈日當空的郊野施行心外壓，與在醫

院有空調的室內環境相比，雖然技術一樣，但論勞累的程度卻有天淵之別。平常在醫院裏做心外壓，每個醫護人員按壓病人胸部三、四分鐘，已難繼續堅持下去，必須換人。這天我們每人做一、兩分鐘，就已經汗如雨下，酷熱難當，累得要命，所以需要頻密地輪換。其中一次到我進行按壓的時候，我突然感到自己的心臟撲通撲通的亂跳起來，胸口像被一塊大石壓着，難以呼吸，同時有快要昏倒的徵兆。記憶之中，這是我平生心臟跳得最快、最猛烈的一次。我忍耐着沒有告訴其他隊員，唯恐麻煩了他們，也阻礙了救援工作。幸好很快就有另一名隊員接力，讓我趁機稍作休息。

相對於身體敲響的警號，讓我更感不安和難受的，卻是我們的整個救援過程，被圍在四周的人鉅細無遺地拍攝下來。這是我人生首次在救治危殆的病人時，被旁觀者在近距離監察，這是在醫院裏不可能發生的情況。對於在工作時意外成為鏡頭下的角色，我自然十分不習慣，但我擔心的並不是自己的問題，而是為了病人和他的家屬感到難過。我深知

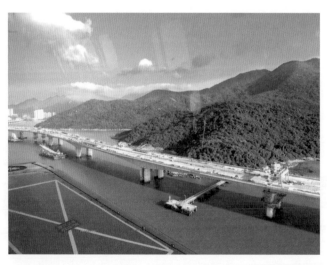

返航回總部時的主要航線：先飛越大嶼山的山峰，在海面上向右急轉下降，在機身與香港國際機場的跑道平行後降落。

這些令人不安的畫面如果流傳了出去，他的家人和親友會蒙受極大的情感衝擊和心理創傷。

我已記不起在現場逗留了多久，只是腦海中仍留有那麼一個模糊的印象，我們與病人撤離時，在地面那羣旁觀者的目送之下，分兩批次被吊上直升機。脫離了監視之後，超級美洲豹像重獲自由一樣，以前所未有的速度把病者送到東區醫院主大樓的頂層停機坪。

迅即散播的片段

如果這一天有甚麼事情比救援過程被圍觀者拍攝下來更差的話，那麼答案只會有一個，就是畫面不單被拍攝下來，還透過大氣電波立刻被傳播出去。當我回到飛行服務隊總部，梳洗完畢，打開手提電話，驚訝地發覺社交媒體已瞬間被那些畫面佔據。不少朋友傳來了那些救援的片段，數個院前急救網站也發佈了同樣的短片。在那些影片中，病人面色蒼白、赤身露體躺在地上接受心外壓，但對治療毫無反應的情景，被完完全全地公諸於世。在一些網站的討論區中，免不了各種流言蜚語，不少人對急救過程評頭品足，不是說這裏做得不好，就是說那裏出了問題。

雖然那些負面的評論不是衝着我來的，但我看到其他參與救援的人員被這樣評論，心裏百感交集，既沮喪又氣憤，惟有憋滿了一肚子的氣。我們樂於接受客觀公正的討論，但單方面的指責既沒有建設性，而且對士氣也極具破壞力。現場的救援人員已經為傷者提供了最高級別的心臟支持術，即使是專業的救護員，也未獲授權在現場為病人插喉和注射各種必要的藥物。在香港，戶外施行高級心臟支持術的病例並不多見。這名病人在現場得到的，稱得上是本地最好的院前救治。我心裏有兩個疑問，他們沒有親身參與那個惡劣環境的救援工作，又怎麼知道自己可以做得更好？又怎能確定自己在鏡頭面前不會手足無措？我真不明白那些坐在冷氣房間面對着熒光幕，卻從未真正以這些技術複雜的方式施救的人，是何來的信心指點江山。

同理心和尊重

　　其實，在初次接觸病人時，確認不可以透過電擊的方式為他治療，就已料到他已走完人生的長路。從事發到我們抵達現場，最短也過了 30 分鐘。病人在失去生命跡象 30 分鐘後，仍不能以一種最直接有效的方式回復心跳，生存的機會已十分渺茫。因此，我在現場看到一大羣人在忙於拍攝救援的情景，湧上心頭的第一個感覺就已極為難受。我無法評價他們是否意識得到，他們攝錄的畫面是在紀錄一個人死亡之後的受苦過程。我不敢在道德層面妄加判斷，這種做法是對是錯，但站在病人家屬和朋友的角度思考，若然我意外地看到這些片段，必定會傷透了心，而且將會在心裏留下永遠無法磨滅的夢魘。

　　我衷心希望市民日後在戶外遇見正在竭盡全力拯救生命的救護人員時，盡可能忍耐一下內心的衝動，不要嘗試觸碰攝錄器材拍攝的按鈕，為病人、傷者和救護人員留下多一點空間，給予他們多一點尊重和包容。看不到現場那些緊張刺激的畫面，手機的熒光幕或會變得平淡無奇，卻可以保存傷者及其家人心中原有的色彩，使這個世界更顯得絢麗繽紛。

鳴謝

感謝以下人士及機構提供本書部分相片。

頁 22（下圖）、116（下圖）	《香港 01》
頁 31、書封底	潘兆輝先生
頁 197、198	當日傷者同伴
頁 286、頁 287（圖 1）	霍偉豐先生

愛 與 夢 飛 行 —— 飛 行 醫 生 工 作 紀 實

作　　者	鍾浩然
責任編輯	蔡柷音
裝幀設計	趙穎珊
排　　版	肖　霞
印　　務	龍寶祺
出　　版	商務印書館（香港）有限公司 香港筲箕灣耀興道 3 號東滙廣場 8 樓 http://www.commercialpress.com.hk
發　　行	香港聯合書刊物流有限公司 香港新界荃灣德士古道 220-248 號荃灣工業中心 16 樓
印　　刷	美雅印刷製本有限公司 九龍觀塘榮業街 6 號海濱工業大廈 4 樓 A 室
版　　次	2022 年 7 月第 1 版第 1 次印刷 © 2022 商務印書館（香港）有限公司 ISBN 978 962 07 3465 6 Printed in Hong Kong